U0325492

医教协同创新教材

医疗护理员手册

◎主编 王贺 张芬 宋科

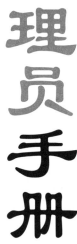

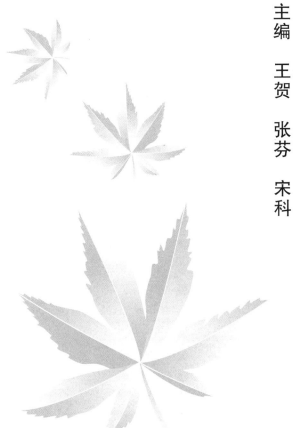

郑州大学出版社

图书在版编目(CIP)数据

医疗护理员手册／王贺,张芬,宋科主编. — 郑州：
郑州大学出版社,2022.9
ISBN 978-7-5645-8932-5

Ⅰ.①医… Ⅱ.①王…②张…③宋… Ⅲ.①护理学－手册
Ⅳ.①R47-62

中国版本图书馆 CIP 数据核字(2022)第 132509 号

医疗护理员手册

YILIAO HULIYUAN SHOUCE

策划编辑	薛 晗		封面设计	苏永生
责任编辑	薛 晗		版式设计	苏永生
责任校对	张彦勤 杨 鹏		责任监制	凌 青 李瑞卿

出版发行	郑州大学出版社		地　　址	郑州市大学路40号(450052)
出版人	孙保营		网　　址	http://www.zzup.cn
经　销	全国新华书店		发行电话	0371-66966070
印　刷	河南龙华印务有限公司			
开　本	710 mm×1 010 mm　1／16			
印　张	13.25		字　　数	246 千字
版　次	2022 年 9 月第 1 版		印　　次	2022 年 9 月第 1 次印刷

书　号	ISBN 978-7-5645-8932-5	定　价	39.00 元

作者名单

主　编	王　贺	张　芬	宋　科	
副主编	李伟丽	王红业	马黛卿	付晓丽
	王俊英	贾美云	杜丽萍	刘文文
	侯晓丽	张会聪	刘亚杰	张亚琴
编　委	王　屹	鲁　杰	王文静	田作荣
	张保江	刘珍英	赵金艳	赵玉洁
	郑　珊	朱可可	敬　丽	张向阳
	李亚雯	何思思	董慧君	田　娅
	杨　柳	李晓博	高　波	邢妍妍
	廉亚平	冯亚聪	刘丽娟	谷培利
	马　蕊	李香瑞	沈松颖	徐国兰
	韩慧娟	赵玉洁	王雪艳	张晓娜
	赵　宁	杨　柳	俞凤英	宗淑君
	王　芳	杨婷婷	范卫霞	张　丽
	李明艳	郭淑霞	李　彤	王梦真
	武丹丹	司新艳	赵书会	曹　珊
	马慧玲	秦元梅	刘玲霞	杨巧菊

前言

习近平总书记在党的十九大报告中强调,要实施健康中国战略,为人民群众提供全方位、全周期的健康服务。护理服务是实施健康中国战略的重要内容,加强医疗护理员培训和管理是加快发展护理服务业、增加护理服务供给的关键环节。2019 年 8 月,国家卫生健康委员会印发《关于加强医疗护理员培训和规范管理工作的通知》,要进一步加大辅助性护理员的队伍建设,实施规范化管理,规范护理服务行为,提高从业服务能力,并对医疗护理员定义、培训对象及条件、培训及规范管理提出明确要求,并出台《医疗护理员培训大纲(试行)》。

医疗护理员是协助护士为患者提供生活护理的重要力量,也是医院为患者提供优质护理服务的重要组成部分,其工作能力的定位与要求既不同于社会养老机构护理员,也不能与护士工作范围有交叉,工作好坏直接关系到患者满意度和医院形象。

本书紧密围绕《医疗护理员培训大纲(试行)》编写,以国家标准为依据,以达标上岗为目标,把人民群众实际需求与技能要求紧密结合。本书共分为八章,包括职业认知、职业防护、安全与急救、生活照护、常见症状的识别与照护、照护用品的应用、中医及康复护理、安宁疗护照护技能,更具科学性、标准性、实用性。编写过程中打破文字理论单一教学培训模式,注重实践性和实用性,每章融入图示及案例讲解,明确学习目标,内容通俗易懂,增加了趣味性和生动性,便于理解和掌握,能够满足医疗护理员的工作和学习需求。希望本书的出版能为广大医疗机构进行医疗护理员的规范化专业培训时提供借鉴。

本书由医疗机构具有丰富临床护理经验和教学能力的护理人员共同编写,紧密结合临床和实际,先后在医院内部护理员培训班进行多次试讲,采纳护理员和临床医护、患者及家属的建议,不断修改完善,是一本非常具有实用价值的手册。

本书在编写过程中得到了各级领导在人力、物力方面的支持和帮助,同时也参考和借鉴了相关教材和文献,在此一并表示感谢。

本书内容涉及广泛,不足之处在所难免,敬请广大读者提出宝贵意见。

编者

2022 年 2 月

2

目 录

第一章　职业认知

护理员的职业认知是针对护理员的行业特点制定的从业人员应遵守的具体职业要求。本章将通过详细介绍法律法规、岗位职责、人际沟通、职业素养四节内容来提高护理员对职业的认知度，同时融入案例导入、问题评估、工作思考，护理员可结合必备的知识和关键技能，在一定程度上提升法律意识和人文修养，从而提高照护能力。

第一节　法律法规

【学习目标】

1. 了解《老年人权益保障法》《劳动法》《劳动合同法》《消防法》《传染病防治法》相关知识。

2. 掌握《老年人权益保障法》《消防法》的内容。

3. 理解老年人婚姻自由的含义、传染病分类及预防。

法律法规在社会经济、政治思想、文化生活等领域具有指引、评价、教育、预测与强制等方面的作用，学法、知法、守法是每个公民的权利与义务，养老护理员除了要了解一些基本的法律知识之外，更要认真学习和领会与自己工作相关的法律法规，最大限度地维护老年人和自身的合法权益，有效地规避工作中的法律风险。

一、《老年人权益保障法》相关知识

(一)《中华人民共和国老年人权益保障法》概述

《中华人民共和国老年人权益保障法》(以下简称《老年人权益保障

法》)是以我国根本大法《宪法》为依据的,保障老年人合法权益,发展老龄事业,弘扬中华民族敬老、养老、助老的美德而制定的法律,于 1996 年 8 月 29 日第八届全国人民代表大会常务委员会第二十一次会议通过。现行版本是 2018 年 12 月 29 日第十三届全国人民代表大会常务委员会第七次会议修正。

《老年人权益保障法》规定,老年人是指六十周岁以上的公民。老年人有从国家和社会获得物质帮助的权利,有享受社会服务和社会优待的权利,有参与社会发展和共享发展成果的权利。积极应对人口老龄化是国家的一项长期战略任务。国家和社会应当采取措施,健全保障老年人权益的各项制度,逐步改善保障老年人生活、健康、安全及参与社会发展的条件,实现老有所养、老有所医、老有所为、老有所学、老有所乐。

国家建立和完善以居家为基础、社区为依托、机构为支撑的社会养老服务体系,倡导全社会优待老年人,保障老年人合法权益是全社会的共同责任,老年人亦应当遵纪守法,履行法律规定的义务。规定每年农历九月初九为老年节。

(二)家庭赡养与扶养

1. 老年人的赡养与监护　老年人养老以居家为基础,家庭成员应当尊重、关心和照料老年人。赡养人是指老年人的子女及其他依法负有赡养义务的人,应当履行对老年人经济上供养、生活上照料和精神上慰藉的义务,照顾老年人的特殊需要。禁止对老年人实施家庭暴力。由兄、姐扶养的弟、妹成年后,有负担能力的,对年老无赡养人的兄、姐有扶养的义务。

具备完全民事行为能力的老年人,可以在近亲属或者其他与自己关系密切、愿意承担监护责任的个人、组织中协商确定自己的监护人。监护人在老年人丧失或者部分丧失民事行为能力时,依法承担监护责任。老年人未事先确定监护人的,其丧失或者部分丧失民事行为能力时,依照有关法律的规定确定监护人。

2. 老年人的婚姻自由　老年人的婚姻自由受法律保护。子女或者其他亲属不得干涉老年人离婚、再婚及婚后的生活。赡养人的赡养义务不因老年人的婚姻关系变化而消除。

3. 老年人的财产安全　老年人对个人的财产依法享有占有、使用、收益和处分的权利,子女或者其他亲属不得干涉,不得以窃取、骗取、强行索取等方式侵犯老年人的财产权益。老年人有依法继承父母、配偶、子女或者其他亲属遗产的权利,有接受赠与的权利。子女或者其他亲属不得侵占、抢夺、转移、隐匿或者损毁应当由老年人继承或者接受赠与的财产。老年人以遗嘱处分财产,应当依法为老年配偶保留必要的份额。

（三）社会保障

1.老年人社会保险保障 国家通过基本养老保险制度,保障老年人的基本生活,通过基本医疗保险制度,保障老年人的基本医疗需要。享受最低生活保障的老年人和符合条件的低收入家庭中的老年人参加新型农村合作医疗和城镇居民基本医疗保险所需个人缴费部分,由政府给予补贴。

2.老年人社会救助保障 对生活长期不能自理、经济困难的老年人,地方各级人民政府应当根据其失能程度等情况给予护理补贴。

国家对经济困难的老年人给予基本生活、医疗、居住或者其他救助。老年人无劳动能力、无生活来源、无赡养人和扶养人,或者其赡养人和扶养人确无赡养能力或者扶养能力的,由地方各级人民政府依照有关规定给予供养或者救助。对流浪乞讨、遭受遗弃等生活无着的老年人,由地方各级人民政府依照有关规定给予救助。

3.老年人社会福利保障 国家建立和完善老年人福利制度,根据经济社会发展水平和老年人的实际需要,增加老年人的社会福利。国家鼓励地方建立八十周岁以上低收入老年人高龄津贴制度,建立和完善计划生育家庭老年人扶助制度。

老年人依法享有的养老金、医疗待遇和其他待遇应当得到保障,有关机构必须按时足额支付,不得克扣、拖欠或者挪用。

（四）社会服务

地方各级人民政府和有关部门应当采取措施,发展城乡社区养老服务,鼓励、扶持专业服务机构及其他组织和个人,为居家的老年人提供生活照料、紧急救援、医疗护理、精神慰藉、心理咨询等多种形式的服务;应当将养老服务设施纳入城乡社区配套设施建设规划,建立适应老年人需要的生活服务、文化体育活动、日间照料、疾病护理与康复等服务设施和网点,就近为老年人提供服务;应当按照老年人口比例及分布情况,将养老服务设施建设纳入城乡规划和土地利用总体规划,统筹安排养老服务设施建设用地及所需物资。

（五）社会优待

政府及其有关部门根据经济社会发展情况和老年人的特殊需要,制定优待老年人的办法,逐步提高优待水平。对常住在本行政区域内的外埠老年人给予同等优待。

医疗机构应当为老年人就医提供方便,对老年人就医予以优先。有条件的地方,可以为老年人设立家庭病床,开展巡回医疗、护理、康复、免费体检等服务。

(六)宜居环境

国家采取措施,推进宜居环境建设,为老年人提供安全、便利和舒适的环境。各级人民政府在制定城乡规划时,应当根据人口老龄化发展趋势、老年人口分布和老年人的特点,统筹考虑适合老年人的公共基础设施、生活服务设施、医疗卫生设施和文化体育设施建设。

各级人民政府和有关部门应当按照国家无障碍设施工程建设标准,优先推进与老年人日常生活密切相关的公共服务设施的改造;推动老年宜居社区建设,引导、支持老年宜居住宅的开发;推动和扶持老年人家庭无障碍设施的改造,为老年人创造无障碍居住环境。

(七)参与社会发展

国家和社会应当重视、珍惜老年人的知识、技能、经验和优良品德,发挥老年人的专长和作用,保障老年人参与经济、政治、文化和社会生活。开展适合老年人的群众性文化、体育、娱乐活动,丰富老年人的精神文化生活。任何单位和个人不得安排老年人从事危害其身心健康的劳动或者危险作业。老年人有继续受教育的权利。

(八)法律责任

老年人合法权益受到侵害的,被侵害人或者其代理人有权要求有关部门处理,或者依法向人民法院提起诉讼。

二、《劳动法》相关知识

(一)《中华人民共和国劳动法》概述

《中华人民共和国劳动法》(以下简称《劳动法》)是根据《宪法》,为了保护劳动者的合法权益,调整劳动关系,建立和维护适应社会主义市场经济的劳动制度,促进经济发展和社会进步而制定的法律,适用于境内的企业、个体经济组织(以下统称用人单位)和与之形成劳动关系的劳动者。劳动者享有平等就业和选择职业的权利、取得劳动报酬的权利、休息休假的权利、获得劳动安全卫生保护的权利、接受职业技能培训的权利、享受社会保险和福利的权利、提请劳动争议处理的权利及法律规定的其他劳动权利。

(二)劳动合同和集体合同

劳动合同是劳动者与用人单位确立劳动关系、明确双方权利和义务的协议。建立劳动关系应当订立劳动合同。订立和变更劳动合同,应当遵循平等自愿、协商一致的原则,不得违反法律、行政法规的规定。劳动合同应当以书面形式订立,期限分为有固定期限、无固定期限和以完成一定的工作为期限。

(三)工作时间和休息休假

国家实行劳动者每日工作时间不超过八小时、平均每周工作时间不超过四十四小时的工时制度,此为标准工时制。用人单位应当保证劳动者每周至少休息一日。用人单位由于生产经营需要,经与工会和劳动者协商后可以延长工作时间,一般每日不得超过一小时;因特殊原因需要延长工作时间的,在保障劳动者身体健康的条件下延长工作时间每日不得超过三小时,但是每月不得超过三十六小时。

安排劳动者延长工作时间的,支付不低于工资的百分之一百五十的工资报酬;休息日安排劳动者工作又不能安排补休的,支付不低于工资的百分之二百的工资报酬;法定休假日安排劳动者工作的,支付不低于工资的百分之三百的工资报酬。国家实行带薪年休假制度,劳动者连续工作一年以上的,享受带薪年休假。

(四)工资

工资分配应当遵循按劳分配原则,实行同工同酬。用人单位根据本单位的生产经营特点和经济效益,依法自主确定本单位的工资分配方式和工资水平。

国家实行最低工资保障制度,最低工资的具体标准由省、自治区、直辖市人民政府规定,用人单位支付劳动者的工资不得低于当地最低工资标准。工资应当以货币形式按月支付给劳动者本人,不得克扣或者无故拖欠劳动者的工资。劳动者在法定休假日和婚丧假期间及依法参加社会活动期间,用人单位应当依法支付工资。

(五)劳动安全卫生

用人单位必须建立、健全劳动安全卫生制度,严格执行国家劳动安全卫生规程和标准,对劳动者进行劳动安全卫生教育,防止劳动过程中的事故,减少职业危害。劳动者在劳动过程中必须严格遵守安全操作规程。劳动者对用人单位管理人员违章指挥、强令冒险作业,有权拒绝执行;对危害生命安全和身体健康的行为,有权提出批评、检举和控告。

(六)女职工和未成年工特殊保护

国家对女职工和未成年工实行特殊劳动保护。

禁止安排女职工从事矿山井下、国家规定的第四级体力劳动强度的劳动和其他禁忌从事的劳动;不得安排女职工在经期从事高处、低温、冷水作业和国家规定的第三级体力劳动强度的劳动;不得安排女职工在怀孕期间从事国家规定的第三级体力劳动强度的劳动和孕期禁忌从事的劳动;对怀孕七个月以上的女职工,不得安排其延长工作时间和夜班劳动;女职工生育享受不少于九十天的产假;不得安排女职工在哺乳未满周岁的婴儿期间从事国家规定的第三级体力劳动强度的劳动和哺乳期禁忌从事的其他劳动,不得安排其延长工作时间和夜班劳动。

未成年工是指年满十六周岁未满十八周岁的劳动者。不得安排未成年工从事矿山井下、有毒有害、国家规定的第四级体力劳动强度的劳动和其他禁忌从事的劳动;用人单位应当对未成年工定期进行健康检查。

(七)职业培训

国家通过各种途径,采取各种措施,发展职业培训事业,开发劳动者的职业技能,提高劳动者素质,增强劳动者的就业能力和工作能力。用人单位应当建立职业培训制度,按照国家规定提取和使用职业培训经费,根据本单位实际,有计划地对劳动者进行职业培训。从事技术工种的劳动者,上岗前必须经过培训。国家确定职业分类,对规定的职业制定职业技能标准,实施职业技能等级认定考核。

(八)社会保险和福利

国家发展社会保险事业,建立社会保险制度,设立社会保险基金,使劳动者在年老、患病、工伤、失业、生育等情况下获得帮助和补偿。用人单位和劳动者必须依法参加社会保险,缴纳社会保险费。

劳动者在退休、患病、负伤、因工伤残或者患职业病、失业、生育等情形下,依法享受社会保险待遇。劳动者死亡后,其遗属依法享受遗属津贴。劳动者享受的社会保险金必须按时足额支付。

(九)劳动争议

用人单位与劳动者发生劳动争议,当事人可以依法申请调解、仲裁、提起诉讼,也可以协商解决。劳动争议发生后,当事人可以向本单位劳动争议调解委员会申请调解;调解不成,当事人一方要求仲裁的,可以向劳动争议仲裁委员会申请仲裁。当事人方也可以直接向劳动争议仲裁委员会申请仲裁。对仲裁裁决不服的,可以向人民法院提起诉讼。

三、《劳动合同法》相关知识

(一)《中华人民共和国劳动合同法》概述

《中华人民共和国劳动合同法》(以下称《劳动合同法》)是为了完善劳动合同制度,明确劳动合同双方当事人的权利和义务,保护劳动者的合法权益,构建和发展和谐稳定的劳动关系而制定,适用于境内的企业、个体经济组织、民办非企业单位等组织(以下称用人单位)与劳动者建立劳动关系,订立、履行、变更、解除或者终止劳动合同。

(二)劳动合同的订立

用人单位自用工之日起即与劳动者建立劳动关系。建立劳动关系,应当订立书面劳动合同。已建立劳动关系,未同时订立书面劳动合同的,应当自用工之日起一个月内订立书面劳动合同。用人单位与劳动者在用工前订立劳动合同的,劳动关系自用工之日起建立。

(三)劳动合同的履行和变更

用人单位与劳动者应当按照劳动合同的约定,全面履行各自的义务。用人单位应当按照劳动合同约定和国家规定,向劳动者及时足额支付劳动报酬。

用人单位变更名称、法定代表人、主要负责人或者投资人等事项,不影响劳动合同的履行。用人单位发生合并或者分立等情况,原劳动合同继续有效,劳动合同由承继其权利和义务的用人单位继续履行。

用人单位与劳动者协商一致,可以变更劳动合同约定的内容。变更劳动合同,应当采用书面形式。

(四)劳动合同的解除和终止

1.解除　用人单位与劳动者协商一致,可以解除劳动合同。劳动者提前三十日以书面形式通知用人单位,可以解除劳动合同。劳动者在试用期内提前三日通知用人单位,可以解除劳动合同。

2.终止　有下列情形之一的,劳动合同终止:劳动合同期满的;劳动者开始依法享受基本养老保险待遇的;劳动者死亡,或者被人民法院宣告死亡或者宣告失踪的;用人单位被依法宣告破产的;用人单位被吊销营业执照、责令关闭、撤销或者用人单位决定提前解散的;法律、行政法规规定的其他情形。

劳动合同期满,有用人单位不得解除劳动合同情形的(如女职工在孕期、产期、哺乳期等),劳动合同应当续延至相应的情形消失时终止。但是,丧失或者部分丧失劳动能力劳动者的劳动合同的终止,按照国家有关工伤保险的规定执行。

四、《消防法》相关知识

(一)《中华人民共和国消防法》概述

《中华人民共和国消防法》(以下称《消防法》)是为了预防火灾和减少火灾危害,加强应急救援工作,保护人身、财产安全,维护公共安全而制定,消防工作贯彻预防为主、防消结合的方针,按照政府统一领导、部门依法监管、单位全面负责、公民积极参与的原则,实行消防安全责任制,建立健全社会化的消防工作网络。

国务院领导全国的消防工作,地方各级人民政府负责本行政区域内的消防工作。各级人民政府应当将消防工作纳入国民经济和社会发展计划,保障消防工作与经济社会发展相适应。国务院应急管理部门对全国的消防工作实施监督管理。县级以上地方人民政府应急管理部门对本行政区域内的消防工作实施监督管理,并由本级人民政府消防救援机构负责实施。

任何单位和个人都有维护消防安全、保护消防设施、预防火灾、报告火警的义务。任何单位和成年人都有参加有组织的灭火工作的义务。

（二）火灾预防

1.单位职责　机关、团体、企业、事业等单位应当落实消防安全责任制，制定本单位的消防安全制度、消防安全操作规程，制定灭火和应急疏散预案；按照国家标准、行业标准配置消防设施、器材，设置消防安全标志，并定期组织检验、维修，确保消防设施、器材完好有效；对建筑消防设施每年至少进行一次全面检测，确保完好有效，检测记录应当完整准确，存档备查；保障疏散通道、安全出口、消防车通道畅通，保证防火防烟分区、防火间距符合消防技术标准；组织防火检查，及时消除火灾隐患；组织进行有针对性的消防演练及法律、法规规定的其他消防安全职责。

2.个人职责　禁止在具有火灾、爆炸危险的场所吸烟、使用明火。进入生产、储存易燃易爆危险品的场所，必须执行消防安全规定。禁止非法携带易燃易爆危险品进入公共场所或者乘坐公共交通工具。任何单位、个人不得损坏、挪用或者擅自拆除、停用消防设施、器材，不得埋压、圈占、遮挡消火栓或者占用防火间距，不得占用、堵塞、封闭疏散通道、安全出口、消防车通道。人员密集场所的门窗不得设置影响逃生和灭火救援的障碍物。

（三）灭火救援

任何人发现火灾都应当立即报警。任何单位、个人都应当无偿为报警提供便利，不得阻拦报警。严禁谎报火警。

人员密集场所发生火灾，该场所的现场工作人员应当立即组织、引导在场人员疏散。

国家综合性消防救援队、专职消防队扑救火灾、应急救援，不得收取任何费用。

对因参加扑救火灾或者应急救援受伤、致残或者死亡的人员，按照国家有关规定给予医疗、抚恤。

（四）法律责任

有下列行为之一的，依照《中华人民共和国治安管理处罚法》的规定处罚：违反有关消防技术标准和管理规定生产、储存、运输、销售、使用、销毁易燃易爆危险品的；非法携带易燃易爆危险品进入公共场所或者乘坐公共交通工具的；谎报火警的；阻碍消防车、消防艇执行任务的；阻碍消防救援机构的工作人员依法执行职务的。

人员密集场所发生火灾，该场所的现场工作人员不履行组织、引导在场人员疏散的义务,情节严重,尚不构成犯罪的,处五日以上十日以下拘留。

五、《传染病防治法》相关知识

(一)《中华人民共和国传染病防治法》概述

《中华人民共和国传染病防治法》(以下简称《传染病防治法》)为了预防、控制和消除传染病的发生与流行,保障人体健康和公共卫生而制定。国家对传染病防治实行预防为主的方针,防治结合、分类管理、依靠科学、依靠群众。

(二)传染病分类

传染病分为甲类、乙类和丙类。

甲类传染病包括:鼠疫、霍乱。

乙类传染病包括:人感染 H7N9 禽流感、新型冠状病毒肺炎、传染性非典型肺炎、艾滋病、病毒性肝炎、脊髓灰质炎、人感染高致病性禽流感、甲型H1N1 流感、麻疹、流行性出血热、狂犬病、流行性乙型脑炎、登革热、炭疽、细菌性和阿米巴性痢疾、肺结核、伤寒和副伤寒、流行性脑脊髓膜炎、百日咳、白喉、新生儿破伤风、猩红热、布鲁氏菌病、淋病、梅毒、钩端螺旋体病、血吸虫病、疟疾。

丙类传染病包括:流行性感冒、流行性腮腺炎、风疹、急性出血性结膜炎、麻风病、流行性和地方性斑疹伤寒、黑热病、包虫病、丝虫病、除霍乱、细菌性和阿米巴性痢疾、伤寒和副伤寒以外的感染性腹泻病,手足口病。

国务院卫生行政部门根据传染病暴发、流行情况和危害程度,可以决定增加、减少或者调整乙类、丙类传染病病种并予以公布。

(三)传染病预防

各级人民政府组织开展群众性卫生活动,进行预防传染病的健康教育,倡导文明健康的生活方式,提高公众对传染病的防治意识和应对能力,加强环境卫生建设,消除鼠害和蚊、蝇等病媒生物的危害。

国家和社会应当关心、帮助传染病患者、病原携带者和疑似传染病患者,使其得到及时救治。任何单位和个人不得歧视传染病患者、病原携带者和疑似传染病患者。

传染病患者、病原携带者和疑似传染病患者,在治愈前或者在排除传染病嫌疑前,不得从事法律、行政法规和国务院卫生行政部门规定禁止从事的易使该传染病扩散的工作。

医疗机构必须严格执行国务院卫生行政部门规定的管理制度、操作规范,防止传染病的医源性感染和医院感染。

(四)疫情报告、通报和公布

任何单位和个人发现传染病患者或者疑似传染病患者时,应当及时向附近的疾病预防控制机构或者医疗机构报告。

(五)法律责任

医疗机构有下列情形之一的,由县级以上人民政府卫生行政部门责令改正,通报批评,给予警告;造成传染病传播、流行或者其他严重后果的,对负有责任的主管人员和其他直接责任人员,依法给予降级、撤职、开除的处分,并可以依法吊销有关责任人员的执业证书;构成犯罪的,依法追究刑事责任。

(1)未按照规定承担本单位的传染病预防、控制工作、医院感染控制任务和责任区域内的传染病预防工作的。

(2)未按照规定报告传染病疫情,或者隐瞒、谎报、缓报传染病疫情的。

(3)发现传染病疫情时,未按照规定对传染病患者、疑似传染病患者提供医疗救护、现场救援、接诊、转诊的,或者拒绝接受转诊的。

(4)未按照规定对本单位内被传染病病原体污染的场所、物品及医疗废物实施消毒或者无害化处置的。

(5)未按照规定对医疗器械进行消毒,或者对按照规定一次使用的医疗器具未予销毁,再次使用的。

(6)在医疗救治过程中未按照规定保管医学记录资料的。

(7)故意泄露传染病患者、病原携带者、疑似传染病患者、密切接触者涉及个人隐私的有关信息、资料的。

单位和个人违反本法规定,导致传染病传播、流行,给他人人身、财产造成损害的,应当依法承担民事责任。

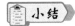 **小结**

本节主要描述了与养老护理员工作相关的《老年人权益保障法》《劳动法》《劳动合同法》《消防法》《传染病防治法》等法律法规,以提高养老护理员的法治意识与修养,更好地在法律允许的范围内开展工作及保障自身的合法权益。

案例分析 ▶━━━━━━━━━━━━━━━━━━━━━━━━━━

2015年1月1日凌晨4时许,南阳市某敬老院一房间起火,房间内住着两位患有偏瘫、生活不能自理的老年人,火灾发生后导致屋内两位老年人死亡。经消防部门检查,起火原因是屋内使用电暖扇不当。

请结合案例简述如何预防火灾。

同步练习 ▶━━━━━━━━━━━━━━━━━━━━━━━━━━

1.单选题

(1)国家通过基本医疗保险制度,保障老年人的　　　　　　　　　　　(　　)

　　A.基本医疗需要　　　　　　　　B.基本生活需要

　　C.养老环境需要　　　　　　　　D.救助需要

(2)下列哪项属于甲类传染病　　　　　　　　　　　　　　　　　　(　　)

　　A.传染性非典型肺炎　　　　　　B.霍乱

　　C.艾滋病　　　　　　　　　　　D.病毒性肝炎

2.判断题

(1)老年人依法享有的养老金、医疗待遇和其他待遇应当得到保障,有关机构必须按时足额支付,不得克扣、拖欠或者挪用。　　　　　　　　　　　　　(　　)

(2)国家对经济困难的老年人给予基本生活、医疗、居住或者其他救助。　(　　)

(3)任何单位、个人都应当无偿为消防报警提供便利,不得阻拦报警。　(　　)

3.思考题

护理员为什么要学习法律法规?

第二节　岗位职责

【学习目标】

1. 熟悉护理员的岗位职责。

2. 掌握护理员的工作流程。

一、基础知识

1. 概念　岗位职责是指一个岗位需要完成的工作内容及应当承担的责任范围。医疗护理员的岗位职责是指对医疗护理员所从事的照护工作的职责和任务进行规定,以明确工作内容和范围,使工作井然有序,提高工作效率和质量,减少不良事件的发生,使患者得到周到满意的服务。

2. 目的　通过学习及明确护理员岗位职责,最大限度地实现护理员照护工作规范、流程明确、有章可循,从而提高护理员的职业技能和照护能力,提升照护效率和工作质量,减少不良事件的发生,使患者安全、舒适、满意。

3. 安全提示　①照护过程中,认真查对,有疑问及时确认。②识别患者常见症状,有异常及时通知护士。③及时发现患者安全隐患,预防意外事件发生。④做好消毒隔离及职业防护,防止交叉感染。

4. 注意事项　①明确并严格执行护理员的岗位职责。②临时替班要做好工作交接。③避免执行工作职责范围以外的操作。

二、岗位职责内容

医疗护理员的工作是在医护人员的指导下为患者提供生活照顾。所在医疗机构不同,所照护的患者不同,护理员的岗位职责可能会有所不同,但基本上包括以下内容。

(1)持证上岗,仪容、仪表、礼仪符合要求。

(2)遵守国家各部门相关法律法规及医院各项规章制度。

(3)给予患者生活照护,包括穿衣、进食、排泄、如厕、面部清洁、头部清洁、身体清洁、剪指甲、协助床上及床旁活动等。

(4)协助护士做好标本的采集、各种检查和手术的准备工作。

(5)整理床单位及周围环境,保持整洁。

（6）经常与患者沟通交流，了解患者生活习惯，努力满足其正常需求。

（7）熟悉患者基本生命体征和常见症状的识别，如发热、咳嗽、呕吐等。

（8）遇有意外及突发事件，及时向医务人员汇报，不可隐瞒。

（9）尊重患者、爱护患者、保护患者隐私。

（10）护理流程：协助护士晨间护理→协助患者进早餐→协助护士做好各种检查和手术的准备工作→协助患者进午餐→整理床旁桌及病房→协助患者进晚餐→协助患者晚间护理→夜间观察患者反应并进行生活护理。

（11）协助患者进行床上或床旁活动，协助护士给予患者床上翻身；患者常见症状的识别；与患者沟通交流，满足其正常需求；遇意外及突发事件及时汇报。

三、相关知识

1. 工作流程　指工作事项的活动流向顺序。工作流程包括实际工作过程中的工作环节、步骤和程序。工作流程中组织系统中各项工作之间的逻辑关系，是一种动态关系。

2. 岗位责任制　指根据各个工作岗位的工作性质和业务特点，明确规定其职责权限，并按照规定的工作标准进行考核及奖惩而建立起来的制度。实行岗位责任制，有助于工作的科学化、制度化。

小结

岗位职责是护理员照护患者的必备知识之一。本节内容着重描述了护理员的岗位职责要点，希望护理员通过本节内容的学习，能够明确岗位内容及工作流程，使护理照护工作有章可循，更加规范化、标准化。通过制定护理员的岗位职责，最大限度地实现护理员岗位的科学配置，同时也是组织管理和绩效考核的依据。护理员严格遵守岗位职责，对患者进行护理照护，责任到岗、责任到人，这在避免工作的重叠、遗漏，提高工作效率、工作质量，保证患者的安全舒适，提高患者满意度等方面具有重要意义。

案例分析

郑某，女，75岁，"人工髋关节置换"术后1天，术后平卧位，护理员小张负责照护。中午患者液体输完需要拔针，小张见护士工作繁忙就自行给患者拔针，并自行准备给因卧床不适的郑某翻身，被正在巡视的护士发现后制止。

请问：①小张工作很积极，但存在什么问题？②正确的做法是什么？

同步练习

1. 单选题

下列哪项不是护理员的岗位职责范畴 （　　）

A. 洗头 　　　　　　　　　　B. 喂食

C. 更换引流袋 　　　　　　　D. 床上擦浴

2. 判断题

护理员小张自行为关节置换术后 1 天患者更换卧位。 （　　）

3. 思考题

为什么要学习岗位职责?

第三节　人际沟通

【学习目标】

1. 熟悉沟通的基本知识。

2. 掌握与患者沟通的正确方法和技巧。

一、基础知识

1. 概念

(1)沟通:沟通是信息发送者遵循一系列共同规则,凭借一定媒介将信息发给信息接受者,并通过反馈以达到理解的过程,是人与人之间、人与群体之间思想与感情传递和反馈的过程,以求思想达成一致和感情的通畅。沟通的主要类型包括语言性沟通和非语言性沟通。

(2)人际沟通:人际沟通是指人们运用语言或非语言符号系统进行信息、意见、知识、态度、思想、观念及情感等交流沟通的过程。在沟通的过程中,人们不仅仅是单纯的信息交流,也是思想和情感的相互渗透、共享,因此,人际沟通中双方彼此的关注和投入程度决定了沟通的品质。甚至有学者认为,人际沟通的品质决定了人际沟通的定义,人际沟通只有在一方将另一方视为独一无二的个体,并有积极的互动时才能成立。

人际沟通包括以下几个方面的含义:①人际沟通的基本要求是各种信息及其含义的正确表达和被理解;②人际沟通的目的是影响他人的认知和行为及建立一定的人际关系;③人际沟通涉及传递和交换各自的意见、观点、思想、情感和愿望,是双方互相影响的过程;④双方在沟通历程中表现为一种互动形式。

(3)沟通技巧:沟通技巧是指人具有收集和发送信息的能力,能通过书写、口头与肢体语言的媒介,有效与明确地向他人表达自己的想法、感受与态度,亦能较快、正确地解读他人的信息,从而了解他人的想法、感受与态度。沟通技巧涉及许多方面,如简化运用语言、积极倾听、重视反馈、控制情绪等。

2.目的　通过学习沟通技巧,并运用到照护患者的过程中,与患者建立信任关系,取得患者的配合,使患者心情舒畅和愉悦,有利于疾病康复。

3.安全提示

(1)及时发现患者的情绪问题,有异常及时通知护士。

(2)照护过程中认真观察患者的心理反应,警惕有自杀倾向的患者,防止意外发生。

(3)照护恶性肿瘤患者或病情预后差的患者要注意保密,避免与患者谈及与病情相关的问题。

二、人际沟通的类型

(一)语言沟通

语言沟通是以语言文字为媒介的沟通。语言沟通是一种准确、有效、运用广泛的沟通方式。根据语言沟通的表达形式,又可分为口头语言沟通和书面语言沟通。

1.口头语言沟通　口头语言沟通又称为交谈,是人们利用有声语言系统,通过口述和听觉来实现的,也就是人与人之间通过对话来交流信息、沟通心理。口头语言沟通的优点是信息传递的范围广、速度快、效果好。尤其是在沟通过程中反馈及时,沟通者之间相互作用充分,因而沟通的影响力也大。但口头语言沟通也存在一定的局限性,如沟通过程及效果受时空条件和沟通双方条件的限制,且信息不易保留,俗话所说"空口无凭"即指此意。因此,在正式的场合,人们往往对重要信息的沟通采用书面语言沟通的形式,即"立字为证"以对重要的沟通信息进行记录保存。

2.书面语言沟通　书面语言沟通是借助书面文字进行的沟通。它是有声语言沟通由"可听性"向"可视性"的转换。常见书面语言沟通如各种文件、书信、电子邮件、传真、手机短信等。书面语言沟通是人际沟通中较为正式的方式,其优点是不受时空的限制、传递信息较准确且便于信息长期储存。在书面语言沟通中,信息发出者可以对所要发出的信息反复核对、修改,接受者也可以反复推敲、琢磨之后再给予反馈。但是,书面语言沟通的局限性在于其信息传递不如口头语言及时、简便,信息接受者对信息的反馈比较慢,另外,沟通的过程和效果也往往受到双方语言文字修养水平的影响。

由于书面语言和口头语言在沟通过程中所采用的信息载体不同,因此,两者存在较大的差异。一般来说,口头语言沟通用词通俗,结构松散,句子简短;书面语言沟通则通常用词文雅,结构严谨,句子较长。口头语言灵活易变,而书面语言则相对稳固保守。在人们的日常生活、工作中,常常是口头语言和书面语言两种沟通形式相结合。

(二)非语言沟通

非语言沟通是指借助非语言媒介,如仪表、服饰、表情、动作、体触、空间距离等实现的沟通,是沟通过程中超越字词之外的信息。在人们的沟通行为中,非语言沟通与语言沟通常常一起进行,相辅相成。在人际交流中,真正做到心灵沟通,除了要掌握语言交流技巧外,还要注意感受对方的身体语言等非语言沟通形式。非语言行为在沟通中的作用主要有加强语言、配合语言、实现反馈和传达情感。其特点是信息负载量大,可以表达语言不能表达的思想和情感,且比语言符号普遍、生动。在使用非语言沟通时,要注意适时、适地、适情、适人,也就是说,要在恰当的时间、地点和恰当的情境中,针对交往对象的不同而采用恰当的非语言沟通形式,方可收到好的沟通效果。

三、有效沟通要领

把握有效沟通要领,有助于与患者沟通时运筹帷幄,得当地使用沟通技巧,实现有效沟通。沟通在语言之外,把沟通简单地理解成语言交流是一种不恰当的认识。视觉与听觉作为非语言沟通的重要组成部分,在沟通中的地位亦不可小觑。因此,沟通的要领是观察、倾听和共情。在与患者沟通时,护理员要学会用"眼"观察,用"耳"倾听,用"心"共情,才能解读语言和非语言线索的密码,通向患者的灵魂深处。

1. 观察 沟通要学会用"眼",通过观察可以获取远超于语言表面所传递的信息,护理员才能够读懂患者的内心,知道患者的真正需要,沟通起来会更有效。沟通时护理员既要整体观察也要局部观察:整体观察是指观察患者外貌、着装、姿势和表情等非语言信息的总和,大致判断患者的性格、身份和经济状况等。为防止以貌取人,初次与患者沟通前,应先了解患者背景,包括年龄、性别、文化程度、民族、宗教信仰、籍贯和主要诊断等,以全面、准确地对患者做出判断。局部观察是指观察患者的表情、手语、姿势和脚语等,这有助于护理员获取有关患者的态度、喜恶、语言的真实程度等信息,以便在沟通过程中及时调整沟通的内容和进度等。

2. 倾听 沟通要学会用"耳",伏尔泰说:"耳朵是通向心灵的道路"。护理员通过耐心、细致地倾听,可以全面、真实地了解患者生理和心理情况,让患者感受到关爱和尊重,推开走向患者内心世界的门,为实现有效沟通打下坚实的基础。

3. 共情 沟通要学会用"心",能否理解和体验他人的情绪也是一种能力,即共情能力。恰当的共情能让患者感受到护理员是设身处地为他着想的,让患者卸下心中的防备,拉近两者心理上的距离。护理员要在内心重视共情、运用共情,才能在外在体现共情、传递共情,最终实现有效的沟通。

四、常用的沟通技巧

(一)称赞技巧

心理学家威廉·詹姆斯说:"人类本性中最深刻的渴求就是受到赞美。"选择恰当的时机和适当的方式表达对对方的赞许是增进彼此情感的催化剂。

在称赞时,要注意以下策略。

1. 恰如其分的赞扬 在称赞别人时,心要诚,话要真。以讨好的心态称赞他人非但不能增进友谊,反而会引起他人反感。

2. 内容具体的赞扬 赞扬要依据具体的事实评价,除了用广泛的用语:"您很棒!""您表现得很好!""您不错!"之外,最好加上具体的事实评价。

3. 事过之后的赞扬 与当时的夸赞相比,事后回顾性赞许对人的心理触动更大,更能满足人的成就需要。

4. 在逆境时给予赞扬 与顺境中的赞扬相比,人们更希望在逆境中得到支持。如果说在对方取得成绩而获得众星捧月般的赞赏时,你的赞许只是"锦上添花";那么对方深处逆境而一蹶不振时,你的支持和肯定就是"雪中送炭",将点燃他希望的火花,给予他重整旗鼓的动力。

5. **在背后给予赞扬** 在当事人不在场的时候赞扬,有时比当面赞扬所起的作用更大。一般来说,背后的赞扬都能传达到本人,这除了能起到赞扬的激励作用之外,更能让被赞扬者感到你对他的赞扬是诚挚的、没有个人目的的,因而更能加强赞扬的效果。

6. **在适宜场合给予赞扬** 在众人面前赞扬,对被赞扬者而言,受到的鼓励是最大的。但是采用这种方式要注意,被赞扬的人和事最好是公众一致认可的,否则会引起公愤,适得其反。

7. **间接赞扬** 所谓间接赞扬就是借第三者的话来赞扬对方,这样有时比直接赞扬对方的效果还好。

(二)批评技巧

如果说赞扬是抚慰人灵魂的阳光,那么批评就是照耀人灵魂的明镜,能让人更加真实地认识自己。"知人者智,自知者明。"但人非圣贤,不能真实地看待自己的不足,这是人的一大劣根性,这就必然潜藏着对批评的抵触。怎样才能避免别人的自我防卫心理的作用,又能有效地提醒人们注意自己的错误呢?

1. **先称赞,再批评** 称赞和感谢是对人自我价值的肯定,人一旦有价值感,心情会愉快,对批评的接受能力会明显增强。批评就像开刀动手术,是一件让人痛苦的事,无论怎样注意方式的温和,要别人承认自己的错误和不足,都意味着要忍受某种程度上的自我否定。而赞扬就像麻醉药,先赞扬后批评,犹如术前先麻醉再开刀,容易让人忍受和接受。

2. **先责己,再说人** 被批评者在批评面前常会有一种错觉,似乎批评者是在用批评显示自己的优越。如果批评者先提到自己的不足,可以明显弱化人们的这种意识,使人们更容易接受批评。

3. **间接批,易接受** 人们不能轻易承认错误的根本原因,是对于自我遭到否定的恐惧。如果不直接批评,而是间接地暗示,则可以使人避免自我否定的恐惧,从而使人顺利地接受批评。

4. **巧归因,保面子** 人们遭受挫折时,其自我价值也会面临危机,如果为挫折找到更合理的理由,或强调失败并不说明无能,可以使挫折感得到某种补偿,这种方法可使别人既承认失败,又保住面子。

5. **私下谈,效果好** 要尽量避免当众批评,因为当众批评会使对方感到难堪,无地自容,使自尊心受损,因此应尽量采取私下面对面谈心的方法。

6. **只批事,不对人** 批评要有针对性,做到就事论事,对事不对人。

7. **批评后,再鼓励** 在批评后给予信任的语言,比如最后可以对被批评者说"我相信你一定不会再出这样的错了"等有激励作用的话。

8.择时机,巧批评 古人做事讲究"天时",对他人批评要选好时机,一般情况下要及时批评,让对方及时改正错误;特殊情况下也可进行冷处理,择时再予以批评指正。如对患者的某些错误,可等待病情缓解后再批评。

(三)说服技巧

由于部分患者缺乏专业知识,或对护理员的信任度较低,要想得到患者的有效合作,就必须学会说服患者。

1.建立信任 信任是展开说服工作的前提和基础,以相互信任为基础,有助于创造良好的说服气氛,调节双方的情绪,增强说服的效果。

2.了解患者 通过交谈,了解患者对问题的看法、不遵从医嘱的原因及其需要。

3.晓之以理 将说服者要表达的观念,用丰富的事例和严密的科学逻辑推理,深入浅出地、系统地向被说服者阐明,并启发其思考,最终使其产生认同感,达到说服的效果。

4.动之以情 人非草木,孰能无情。要说服对方,先以情动人,引起情感的共鸣,增强说服的效果。其做法是:了解并理解患者的感受及需要,持亲切友好的态度,并辅以一定的言语技巧。

5.引之以利 人是理性的动物,趋利避害是人类的本性,因此,即使在说服过程中说服者道理讲得再动听,再完美,如果对被说服者没有一定的利益,说服工作也往往是徒劳无功的。应注意在说服时要实事求是,不可将前景描述得百利而无一害,这只会让人产生不真实、不可信的感觉。

(四)道歉技巧

在与患者的交往中,护理员有时难免会有这样或那样的过失,此时,护理员若向患者表达诚挚的歉意,可使患者获得情感上的补偿,取得患者的谅解。

道歉有三个要素:承认错误、表达遗憾以及表明愿意负责任的态度,是否同时表达这三点,应该视情况而定。

1.抓住有利的道歉时机 应该道歉的时候,就马上道歉,越耽搁就越难启齿,有时甚至追悔莫及。

2.选择恰当的道歉角度 道歉可以用角色对角色,或个人对个人的方式进行,看哪种状况比较容易。例如一位护理员与患者在语言上发生了冲突,可以站在职位角色的立场向对方表达:"我是一名护理员,更应该设身处地为患者着想,理解和体谅患者的心情,我很抱歉先前讲话过于简单急躁"。这么一来,即使对方仍然余怒未消,但对立气氛已经开始缓和。

3.使用适当的共情技巧 从理解对方的角度进行道歉,往往易被接受。道歉时,谈话可以以"您经历这些事情,我真的很难过"开头,显示出理解对方的痛苦。

4.提供足够的相关信息 通常被道歉者会希望对方能够诚实、清楚地解释为何出了差错,以尊重其知情权,如果对方闪烁其词、逃避责任会造成反效果,患者会因为不受重视、被敷衍而愤懑不平,进而不愿意原谅对方。

5.把握适宜的道歉分寸 道歉要能真正发挥效用,程度的把握非常重要,道歉的内容要慎重考虑,可以显露出诚心,但是如果责任不在自己时,不要把责任全部揽在自己身上,以免承担不必要的法律责任。常用的道歉语有:"请原谅""对不起""真不好意思让您受累了""真抱歉给您添这么多麻烦"等。

6.做出必要的改进承诺 当错误是源自结构性问题时,一般人都会想确定相同的事情不会再发生在别人身上。护理员给患者会改进的承诺,可以让患者认为他们的负面经历有一些正面意义,也会稍微减小患者的火气。

7.采取一定的弥补行为 除了改进,护理员也应该承诺尽力弥补错误,对于无法补救的部分,给予合理补偿。这类沟通的重点在于,让情况恢复至问题发生以前,而不是让患者觉得对方只是想用钱搪塞自己。

五、称谓礼仪

称谓礼仪是在对亲属、朋友、同志或其他有关人员称呼时所使用的一种规范性礼貌语,准确的称谓能恰当地体现出当事人之间的隶属关系。称谓礼仪有姓名称谓、亲属称谓、职务称谓、性别称呼四个大类,称谓礼仪在我们的日常生活中和外交活动中都非常重要。

(一)常用的称呼方式

1.泛尊称 即在一般社交中都可以使用的通称,如小姐、夫人、女士、先生。

2.职衔称 如赵主任、江院长、黄科长。

3.行业称 如王老师、张医生、赵护士。

4.专业技术职称 如江教授、刘总工(程师)。

5.亲属称 如董奶奶、江大妈、李姨、吴姐等。在非正式场合的交往中,对非亲属人士以亲属称谓称之,能给人以亲切、热情之感,而在正式场合则应避免。

6.爱称或昵称 在关系较为亲密的人之间所使用的较为亲密的称呼。

（二）不恰当的称呼

1.替代性称呼 用其他语言符号来替代常规性称呼,比如对5床的患者叫"5号"。

2.容易引起误会的称呼 如在中国大陆,常称呼对方为"同志",意为有共同的革命理想和志愿的人。但在海外或境外,则表示同性恋关系。

3.蔑称 如根据患者的外貌或个性特点称呼其外号。

小结

沟通技巧是护理员照护患者的必备知识之一。本节着重描述了护理员的沟通技巧要点,期望通过本节内容的学习,护理员能够与患者之间建立一种信任关系,在照护患者过程中取得患者的配合,增强与患者之间的感情,使护理员更加有信心地为患者服务,同时也对护理员的形象以及处理人际关系能力有所提升。护理员应注意在不同的环境中,运用不同的交流方式,巧妙运用语言性沟通与非语言性沟通,随机应变,掌握与不同患者之间的沟通技巧,语言规范,态度亲切,表情自然,这在使患者心情舒畅和愉悦、促进疾病康复、提高照护患者的满意度等方面具有重要意义。

案例分析

有一位国王,梦见自己的牙齿掉光了,于是找来一位智者为其解梦。耿直的智者说:"陛下,这是个不吉祥的梦! 每掉一颗牙齿,就意味着您将失去一个亲人。"国王大怒:"你竟然敢胡说八道,给我滚出去!"国王又下令找到另一位智者,让其解梦,这位智者听完后,一脸喜气地说:"高贵的陛下,您真有福气! 这意味着您会比您所有的亲人都长寿"。国王听后大喜,奖赏第二位智者一百枚金币。

第二位智者的解释其实同第一位智者的解释在本质上是一样的。为什么两位智者的结局截然不同呢? 你从中悟到了什么?

📖 同步练习 ▷ ────────────────────────────

1.单选题

(1)以下哪项不是护理照护中沟通的技巧　　　　　　　　　　　　　(　　)

　　A.给患者摆事实、讲道理

　　B.尊重患者,耐心倾听其诉说

　　C.了解患者的性格特征、心情处境,选择易于接受的语言形式和内容

　　D.采用开放式的交流,鼓励患者主动表达

(2)非语言沟通不包括　　　　　　　　　　　　　　　　　　　　(　　)

　　A.仪表姿态、面部表情　　　　　　B.耐心细致的讲解

　　C.目光接触　　　　　　　　　　　D.手势触摸

2.判断题

(1)患者情绪低落甚至哭泣时,护理员应当耐心倾听患者的心声,不随意打断。

　　　　　　　　　　　　　　　　　　　　　　　　　　　　　　(　　)

(2)当与老年人谈话时,在谈话开端使用敬语,护理员可以尝试在谈话中加入老年人家乡的方言,这是一个能够建立起亲密关系的方法。　　　　　　　(　　)

(3)与患者沟通时,按照自身的价值观来评判对方言行。　　　　　　(　　)

3.思考题

护理员为什么要学习沟通技巧?

第四节　职业修养

【学习目标】

1.知识目标:理解礼仪的内涵;掌握护理员仪表、服饰、仪态的基本礼仪原则,并能在实际工作与生活中灵活运用,展示良好的个人形象和护理员职业形象。

2.技能目标:掌握护理员仪表、服饰、仪态礼仪(重点);如何内化礼仪原则与塑造护理员职业形象(难点)。

3.素质目标:塑造良好的护理员职业形象。

一、基础知识

(一)概念

1.护理员　是指受过短期的护理培训、具有一定文化水平、在注册护士

指导下协助护士对患者进行生活照护的人员。

2. 素质和素养　素质是在人的先天生理基础上,受后天的教育训练和社会环境的影响,通过自身的认识和社会实践逐步养成的比较稳定的身心发展的基本品质;素养是指一个人的修养,通过长期的学习和实践在某一学科上所达到的水平,包括世界观、人生观、价值观、审美观、使命观、幸福观等诸多内容。

3. 护理员的职业素质和素养　是指护理员应具备的品质和涵养及在执业过程中体现的综合素质和品质,是护理员职业的内在规范和要求,包括思想品德素质、文化素质、技能素质、心理素质、身体素质等。

(二)目的

通过学习和培训,使护理员具备良好的职业素质和职业素养,并能够体现在照护患者的过程中,提升服务质量并使患者感觉安全、舒适,对照护满意。

(三)安全提示

(1)保护患者安全,增强风险防范意识。
(2)照护过程中避免引起纠纷和医、护、患矛盾。
(3)保护患者隐私和尊严。
(4)严守医疗秘密,不随意谈论患者病情。

(四)注意事项

(1)尊重、爱护患者,服务态度和蔼。
(2)具备爱心、细心、耐心、责任心。
(3)诚实守信,不谋取私利。
(4)行为举止文明,注意语言表达及沟通技巧。
(5)严格遵守工作流程和职业规范。

二、护理员职业礼仪概念及原则

1. 职业礼仪　是一种教养,通过人的行为活动来体现,是人们在社会交往活动中形成的行为规范和准则。

2. 护理员职业礼仪　是一种职业的行为,具有丰富的文化内涵,它要求护理员将自己的本性和涵养纳入规矩,融入内心,并加以约束,用道德的力量来支配自身行为。

3. 礼仪原则 遵守原则、自律原则、敬人原则、宽容原则、平等原则、从容原则、真诚原则、适度原则。

三、护理员的仪表、仪容及礼仪规范

(一)仪表与仪容的基本概念

1. 仪表 是指一个人的外表,包括服饰、仪容和姿态等,是构成交际的基本因素。

2. 仪容 是指一个人的容貌,包括五官的修饰和适当的发型衬托。在人际交往中,人的容貌会引起交往对象的特别关注,并将影响对方对自己的整体评价。

仪表修饰的基本规则是整洁、端庄、得体、大方,适合护理员工作情景和要求。

(二)护理员服饰礼仪规范

1. 护理员服 日常护理员服饰款式为上、下装式。护理员服饰要求尺寸合适,领口、衣扣、袖口须扣整齐,禁用胶布、别针代替衣扣。内衣的领边、袖边不宜露在工作服外面。裤子的长度站立时裤脚前面能碰到鞋面,后面能垂直遮住 1 厘米鞋帮。不可穿工作服进食堂就餐或出入其他公共场所。

2. 护理员鞋与袜 鞋应为软底、低帮、平跟,具有舒适和防滑功能;鞋、袜保持清洁。

3. 饰物 为避免增加交叉感染的机会,除正常应佩戴的胸卡(左胸前佩戴)、秒表等物品外,不应有过多饰物。工作期间不宜佩戴戒指、手链、手镯及各种耳饰等,如果佩戴项链不宜露在工作服外。

4. 口罩 佩戴口罩应完全遮盖口鼻,戴至鼻翼上约 3.3 厘米,四周无空隙。吸气时以口罩内形成负压为松紧适宜,才能达到有效防护。

(三)护理员仪容礼仪规范

1. 护理员发饰 发饰基本要求:勤于梳洗,长短适中,发型、发饰得体,符合职业特点。工作时女士不宜长发披肩,必须将头发梳起或盘成发髻,整体形象要清爽利落。男士不宜留鬓角,前发不触及额头,侧发不触及耳朵,后发不触及衬衫领口,尽量不修剪成光头。

2. 护理员面容　面容修饰基本要求是形象端庄、整洁简约、注重保养。

（1）眼睛是心灵的窗口，要注意保洁，及时清除眼部的分泌物。如需佩戴眼镜，应美观、舒适、方便、安全。

（2）眉毛可进行必要的修饰，但是不提倡进行"一成不变"的文眉，更不可剃去所有的眉毛。

（3）鼻部常清洁，避免工作中吸鼻子、擤鼻涕、挖鼻孔，特殊情况下清理鼻涕应以手帕纸或纸巾辅助，并尽量避免发出过大声响。

（4）口部清洁、口气清新，做到认真刷牙和定期洁牙，保持嘴唇清洁。上班之前应注意避免进食一些气味过于刺鼻的饮食。男士应及时修剃胡须，不要蓄须。

3. 护理员肢体修饰　肢体修饰包含手臂和腿部的修饰。从清洁、卫生、健康的角度考虑，护理员的手应当勤于清洁，必要时消毒，指甲应定期修剪，不留长指甲，不涂指甲油。

四、护理员体态礼仪

体态是指人在日常生活中，处于静止或活动状态时，身体各部位的相互协调关系，它是个人精神面貌的外观体现，具有向外界传递个人思想、情感和态度的功能。

(一)站姿

站姿是体态美的基础，是保持良好风度的关键。站姿基本要求：头正颈直，目光平和，面带微笑，下颌微收，表情自然，提胸收腹，两肩水平，外展放松，立腰提臀。站立时应避免各种不良姿势如双腿抖动、倚墙、勾肩搭背、双手叉腰等，给人以自由散漫、无精打采的感觉。

1. 原立式站姿　女士：两臂自然下垂，双手贴于大腿两侧，两腿并拢，两脚呈"V"字形，两脚尖距离10～15厘米。男士：两臂自然下垂，双手贴于大腿两侧，后脚跟并拢，脚尖稍向外，呈"八"字形（图1-1、图1-2）。

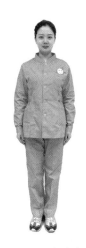 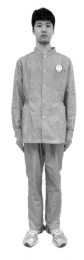

图 1-1　原立式站姿（女）　　　　图 1-2　原立式站姿（男）

2. 腹前式站姿　女士：双手交叉相握于小腹前，两脚略呈"T"字形。男士：一手握住另一手的手腕部分，放于脐下四指的位置，两脚分开与肩同宽（图 1-3、图 1-4）。

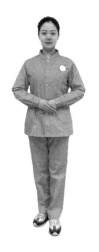 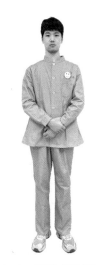

图 1-3　腹前式站姿（女）　　　　图 1-4　腹前式站姿（男）

3. 自然式站姿　手掌放在另一手的手背上，手指自然弯曲顺放。女士双脚呈"V"字形，男士双脚自然分开，不超过肩宽（图 1-5、图 1-6）。

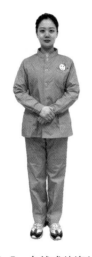 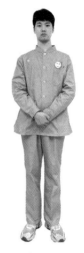

图1-5　自然式站姿(女)　　　　图1-6　自然式站姿(男)

(二)坐姿

坐姿应体现出端庄、诚恳和谦逊。避免摇头晃脑、腿部乱动等不良坐姿。坐姿要求:两眼平视,挺胸抬头,上身正直。双手捋平工作服,女士双膝并拢,双脚自然平行停放,膝盖自然弯曲90～120度,双手交叉放于腿上或腹前。男士双膝略分开,双手放于两膝上。坐于椅子的前1/2或2/3处(图1-7、图1-8)。

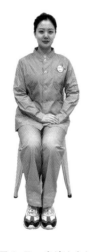 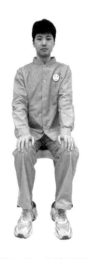

图1-7　坐姿(女)　　　　图1-8　坐姿(男)

（三）走姿

走姿是人在空间变换方位的基本形式。行走时应昂首挺胸、步履轻盈，给人以活力、柔美之感。正确的走姿是目视前方，上体保持站立姿势，两臂自然前后摆动（约30度），双足走一条直线（图1-9）。

（四）蹲姿

蹲姿应以节力美观为原则。上身同站姿要求，一脚后退半步，双膝自然并拢，前脚全着地，小腿基本垂直于地面，后脚跟提起，脚掌着地，臀部向下。拾物时一手搭于膝上，一手拾物（图1-10）。

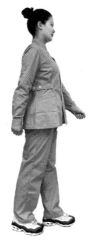

图1-9　走姿

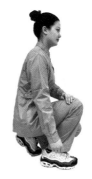

图1-10　蹲姿

（五）指引

引导患者行走时，护理员可以边走边将右手或者左手抬起一定的高度，五指并拢，手掌斜切地面呈45度，以其肘部为轴，朝向引导或介绍目标，伸出手臂进行引导。行走时采用上身稍转向患者的侧前行姿势（图1-11）。

（六）递接物品

递纸质资料时应将文件的正面向着对方，双手递上。递笔和剪刀时，应把尖头部位朝向自己（图1-12）。

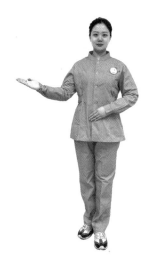
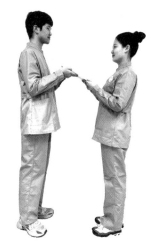

图1-11　指引　　　　　　图1-12　递接物品

（七）推轮椅

头正肩平，身体重心平稳。双手用力紧握轮椅扶手，稳步前行。搬运患者前锁住车轮，如轮椅无闸，应由一人站在轮椅后面固定轮椅。能合作的患者，可双手扶轮椅扶手，自行移坐入轮椅。轮椅下坡时，应减慢速度，并掉转轮椅，使后轮向前。过门槛或上台阶时，翘起前轮，同时使患者头、背后倾，并嘱患者抓住扶手，保持平衡。患者尽量靠后坐，身体勿向前倾或歪斜。必须系上保护带（图1-13）。

（八）推平车

推平车时要车速平稳、适宜，确保患者安全、舒适。搬运时用力一致，以保持患者身体平直，免受伤害。推行时，推行者应站于患者头侧，以观察病情和患者面色、呼吸及脉搏的变化。患者头部位于平车大轮处，上下坡时，患者头部应位于高位。有输液和引流管时必须妥善固定。患者躺稳后，应拉起床档及系好固定带。进出门时应先将门打开，不可用车撞门，以免震动患者及损坏设施（图1-14）。

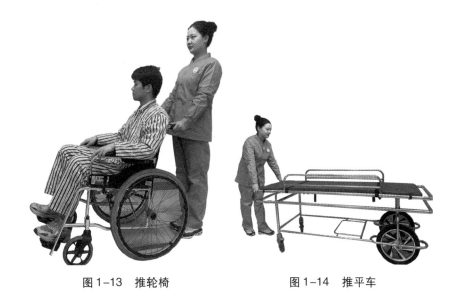

图 1-13　推轮椅　　　　　　　　图 1-14　推平车

（九）端餐盘

头、肩、上身、双腿同走姿要求；双手持餐盘两侧，掌指托盘，上臂贴近躯干，前臂与上臂呈 90 度；餐盘距前胸约 5 厘米，重心放于上臂，取放、行走平稳（图 1-15）。

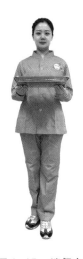

图 1-15　端餐盘

五、相关知识

"无规矩不成方圆",在社会生活中的每一个人,既有自我的要求,又受社会的政治、法律、伦理的支配和约束。为了使人真正成为人,社会成为真正的理性社会,就必须有道德的自觉规范。作为社会调控体系的重要手段,伦理道德与法律规定共同构成人们的行为规范内容。慎独是指在一个人独立工作时,能够自觉遵守道德规范和原则,严格、谨慎执行操作规程,杜绝影响服务质量和患者康复的不良行为。特别是照护昏迷、谵妄、麻醉未清醒患者或新生儿、幼儿时尤其应遵守这一道德原则。

小结

职业素质和职业素养是护理员照护患者的必备知识之一,是从事护理照护工作的基础和前提。本节内容着重讲解护理员职业素质和素养的要点,期望通过本节内容的学习,护理员能够约束自己的职业行为和作风,提高职业技能,弘扬敬业精神。护理员注重提高自身职业素质和素养,这对于从各方面严格要求和约束自我,并通过共同努力提升护理员团队的整体素质和素养有重要价值。同时,护理员以健康的心理,乐观、开朗、稳定的情绪,宽容、豁达的胸怀服务于患者,这对于提高患者满意度等方面具有重要意义。

同步练习

1. 单选题

(1) 端餐盘时双手持餐盘( ),掌指托盘,双肘靠近腰部,前臂与上臂呈( )度;餐盘距前胸约( )厘米,重心保持于上臂,取放、行走平稳。

    A. 中间,45,1   B. 两侧,90,5   C. 中间,90,1   D. 两侧,45,5

(2) 推平车时,患者头部位于平车( )处,上下坡时,患者头部应位于( )。

    A. 大轮,高位   B. 小轮,低位   C. 大轮,低位   D. 小轮,高位

2. 判断题

(1) 护理员严守医疗秘密,在电梯、食堂等场所不随意谈论患者病情。   ( )

(2) 护理员行走时双足走一条直线,重心向前,手臂前后摆动幅度约30度,后背直立,双肩平稳。   ( )

3. 思考题

(1) 护理员的职业素养包含哪些内容?

(2) 有人说:"礼仪只是花瓶"。你如何理解"礼仪"与"花瓶"的关系?

(3) 在日常护理过程中,如何展现你的职业素养?

第二章　职业防护

　　护理员职业防护是医院护理员工作的一部分,本章分别对清洁和消毒、基本防护、医院废物处理等进行系统的介绍,结合护理员职业防护的必备知识和关键技能,重点介绍手卫生指征和洗手方法,环境与物品的清洁和消毒方法,多重耐药菌防护知识,穿(脱)隔离衣的方法,戴(脱)口罩和手套的方法,以及医院废物的分类和管理。通过学习提升护理员的职业防护技能,既可以保护患者,又可以保护护理员的自身健康,更好地为患者提供照护服务。

第一节　清洁和消毒

【学习目标】

1.知识目标:了解医院清洁、消毒及感染预防的相关知识。

2.技能目标:①掌握七步洗手方法;②掌握多重耐药菌的防护措施。

3.素质目标:提升护理员的职业防护技能,为患者提供规范化的照护服务。

一、手卫生

（一）基础知识

1.概念

（1）手卫生:是洗手、卫生手消毒和外科手消毒的总称。

（2）洗手:用肥皂(皂液)和流动水洗手,去除手部污垢、碎屑和部分致病菌的过程。

（3）卫生手消毒:用快速手消毒剂揉搓双手,以减少手部暂居菌的过程。

2.目的　预防和控制医院感染的发生。

3.手卫生指征

(1)三前:①接触患者前;②清洁、无菌操作前;③处理药物或配餐前。

(2)四后:①接触患者后;②接触患者环境后;③接触血液、体液、分泌物后;④脱去手套后。

(二)七步洗手方法操作流程

1.物品准备　肥皂/洗手液、干净毛巾/纸巾。

2.操作过程

(1)流动水下,将双手充分淋湿。

(2)取适量皂液,均匀涂抹至整个手掌、手背、手指和指缝。

(3)七步洗手法:认真揉搓双手至少15秒(图2-1)。

(4)在流动水下彻底冲净双手,擦干。

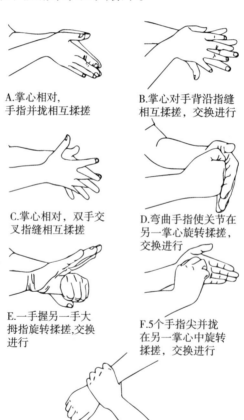

A.掌心相对,
手指并拢相互揉搓

B.掌心对手背沿指缝
相互揉搓,交换进行

C.掌心相对,双手交
叉指缝相互揉搓

D.弯曲手指使关节在
另一掌心旋转揉搓,
交换进行

E.一手握另一手大
拇指旋转揉搓,交换
进行

F.5个手指尖并拢
在另一掌心中旋转
揉搓,交换进行

G.握住手腕回旋摩擦,交换进行

图2-1　七步洗手法

（三）注意事项

（1）认真清洗指甲、指尖、指缝和指关节等易污染的部位。

（2）不佩戴戒指等首饰。

（3）手部有肉眼可见的污染时，应使用专业的洗手液和流动水清洗；手部没有肉眼污染时，可使用速干手消毒液消毒双手代替洗手。

（4）使用一次性纸巾或已消毒的毛巾擦手，毛巾应保持清洁、干燥备用。

二、环境与物品的清洁和消毒

（一）基础知识

1. 概念

（1）医院感染：指住院患者在医院内获得的感染，包括在住院期间发生的感染和在医院内获得出院后发生的感染，但不包括入院前已开始或者入院时已处于潜伏期的感染。医院工作人员在医院内获得的感染也属于医院感染。

（2）清洁：去除物体表面有机物、无机物和可见污染物的过程，适用于各类物体表面。

（3）消毒：清除或杀灭传播媒介上的病原微生物，使其达到无害化的处理。

（4）灭菌：杀灭或清除医疗器械、器具和物品上一切微生物的处理。

2. 目的　防止疾病的发生和传播，保护患者和工作人员，避免受到传染，增进患者和他人的健康。

物理消毒的常用方法有热力消毒（煮沸消毒和流通蒸汽消毒）和辐射照射（日光暴晒、紫外线消毒和臭氧消毒），化学消毒的常用方法有浸泡消毒和擦拭消毒。

（二）消毒方法

1. 煮沸消毒　水的沸点是100摄氏度，煮沸10分钟以上可以杀灭细菌，适用于金属、搪瓷、玻璃和餐饮具及其他耐热物品。

2. 日光暴晒　适用于床垫、毛毯、衣服、书籍等。将物品放在直射阳光下暴晒6小时，定时翻动，使物品各面均能受到日光照射。

3. 浸泡消毒　流动水下刷洗物品→擦干→物品放入带盖容器内→倒入

消毒液→盖紧容器→计时 30 分钟→用清水冲净放入适当的容器内→备用。

4. 擦拭法　蘸取规定浓度的化学消毒剂擦拭被污染物品的表面或皮肤、贴膜的消毒方法,适用于各类仪器、物品表面。

（三）注意事项

（1）护理员应在护士指导下做好日常清洁、消毒工作。每天两次室内通风,每次通风 30 分钟。噪声应控制在 50 分贝以下,较理想的噪声强度是小于 35 分贝。

（2）医护人员进行无菌操作时,护理员不得触碰无菌物品。

（3）患者的生活用品,如毛巾、面盆、便器、餐饮具等要保持清洁,专人专用,定期消毒;床单、被套、枕套等一人一更换;扫床一床一巾;更换床单、整理床单位避免抖动,换下的被服尽快放入密闭式污物袋中,不得放在地上。毛巾悬挂于床头柜侧面,垃圾桶摆放于床头右侧,多余鞋、物上架,陪护床于卫生间内摆放整齐。

（4）地面和物品表面无明显污染时,采用湿式清洁;受到明显污染时,先用吸湿材料去除可见的污染物,再清洁和消毒;擦拭布巾、地巾应分区使用。

（5）正确分类处理生活垃圾(黑色垃圾桶)和医疗垃圾(黄色垃圾桶)。

（6）患者体液、排泄物应使用专用的大、小便盆。

（7）不同消毒灭菌方法、消毒剂有不同的适用范围和使用注意事项,护理员应在护士的指导下正确使用。

（四）相关知识

隔离病室有隔离标志,黄色为空气传播隔离、粉色为飞沫传播隔离、蓝色为接触传播隔离;护理员不得随意进入隔离病室;接触隔离患者时根据疾病的不同传播途径,在护士的指导下采取相应的隔离与预防措施;顺序是先护理其他患者,最后再护理隔离患者;隔离病室的物品专人专用。

三、多重耐药菌警示标识识别及防护知识

（一）基础知识

1. 概念　多重耐药菌是指对临床使用的三类或三类以上抗菌药物同时呈现耐药的细菌。

2. 多重耐药菌感染的主要高危因素

(1) 年龄越大,感染概率越大。

(2) 免疫功能低下的患者[包括患有糖尿病、慢性阻塞性肺疾病、肝硬化、尿毒症的患者,长期使用免疫抑制剂治疗、接受放射治疗和(或)化学治疗的肿瘤患者等]。

(3) 有侵入性操作的患者(包括中心静脉插管、机械通气、泌尿道插管等各种侵入性操作)。

(4) 近期(90 天内)接受三种及以上抗菌药物治疗。

(5) 既往多次或长期住院,有多重耐药菌感染史等。

3. 多重耐药菌感染的危害　多重耐药菌引起的感染复杂、难治,常延长患者的住院时间、增加住院费用、增加发病率、增加病死率。防护措施不当也会成为传播源,引起医院感染暴发。

4. 传播途径

(1) 传播途径呈多种形式,其中接触传播是多重耐药菌医院内传播的最重要途径。手是多重耐药菌的常见传播方式,接触患者污染的衣物、皮肤以及污染的床档、门把手、患者医疗用品如体温计等,通过接触污染环境表面和未适当消毒的医疗护理设备,导致间接传播。

(2) 咳嗽能使口咽部及呼吸道的多重耐药菌通过飞沫传播。

(3) 空调出风口被多重耐药菌污染时可发生空气传播。

(4) 其他产生飞沫或气溶胶的操作也可导致多重耐药菌传播风险增加。

5. 多重耐药菌警示标识　隔离房间/床旁悬挂隔离标识(图 2-2);腕带上粘贴蓝色三角。

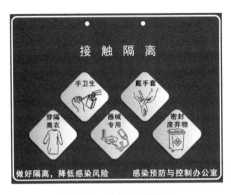

图 2-2　接触隔离标识

（二）物品准备及隔离防护措施

1. 物品准备　消毒湿巾/消毒毛巾、口罩、帽子、隔离衣、手套、护目镜、防护面罩。

2. 隔离防护措施

（1）患者尽量选择单间隔离，也可同类多重耐药菌感染患者安置在同一房间；没有条件实施单间隔离时，应进行床旁隔离；隔离房间应有隔离标识；护理员相对固定，减少人员出入。

（2）进入病室穿隔离衣，戴手套、口罩，近距离操作戴防护眼镜或防护面罩，脱手套后洗手或手消毒。一次性隔离衣严禁重复使用，可复用的隔离衣，每次使用后清洗消毒。

（3）直接接触患者物品如血压计、体温表、输液架等专人专用，用后及时消毒处理。轮椅、担架等不能专人专用的物品，每次使用后用每升500毫克含氯消毒剂进行擦拭消毒；抹布专用，擦拭后抹布要消毒。

（4）多重耐药菌感染患者的护理应安排在最后进行。接触多重耐药菌感染患者的伤口、溃烂面、黏膜、血液、体液、引流液、分泌物、排泄物时，应当戴手套，穿隔离衣；完成护理后，及时脱去手套和隔离衣，并进行手卫生。

（5）患者所产生的所有废物（包括排泄物），统一用双层黄色医疗废物袋进行鹅颈式封扎处理。

（6）患者使用过的被子、褥子、枕头放入废物袋进行封扎，贴上感染标示，送洗衣房消毒。

（7）自己的衣物不要放在患者床上，避免交叉感染。

（三）相关知识

1. 含氯消毒剂使用注意事项

（1）含氯消毒剂不能与其他消毒用品混用，如酒精和洁厕灵混用会发生化学反应产生有毒气体——氯气，人体吸入后引起咳嗽、胸闷、呼吸困难等，严重的会导致心搏骤停。

（2）含氯消毒剂有刺激性和腐蚀性，使用不当会刺激眼、口、鼻。

（3）使用时戴上手套，避免直接接触皮肤，按照使用说明书配比进行稀释，不可使用热水稀释，会丧失消毒效力。

（4）现配现用，配置后使用有效时间≤24小时，用完后要盖好盖子，避免有效成分挥发，失去效用。

（5）使用过程中和使用后要保持空气流通。

2.飞沫隔离　接触经飞沫传播的疾病,如百日咳、白喉、流行性感冒、流行性脑脊髓膜炎等,在标准预防的基础上,还应采用飞沫传播隔离与预防(图2-3)。

3.空气隔离　接触经空气传播的疾病,如肺结核、水痘等,在标准预防的基础上,还应采用空气传播的隔离与预防(图2-4)。

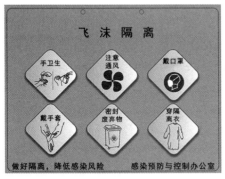

图2-3　飞沫隔离标识

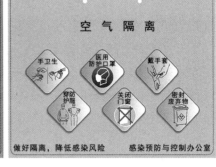

图2-4　空气隔离标识

小结

1.手卫生指征为三前四后;用流动水/速干手消毒液洗手;揉搓时间≥15秒。

2.七步洗手法口诀:内、外、夹、弓、大、立、腕。

3.病房每日通风,保持安静。

4.室内物品规范放置,保持清洁。

5.垃圾分类放置,患者体液、排泄物正确处理。

6.按照物品类别进行清洁、消毒。

7.多重耐药菌粘贴蓝色标识,患者安置首选单间,进行接触隔离。

8.接触患者穿戴防护用品,严格执行手卫生。

9.患者用后物品及时消毒,预防交叉感染。

10.所有废物统一用医疗废物袋处理,所用织物粘贴感染标识。

案例分析

1.护理员小丁,负责照护15床和16床两位老年人。16床老年人发热测量体温后,15床老年人也想测体温,护理员把16床老年人刚用过的体温计直接放在15床老年人的腋下。

请问:①护理员小丁的做法是否正确?②体温计如何进行清洁、消毒?

2. 张阿姨,62 岁,3 天前因咳嗽、发热、呼吸困难 2 天入院,痰培养结果示多重耐药鲍曼不动杆菌感染。护理员小李照护时只戴上手套,未穿隔离衣;协助张阿姨咳痰后,液体输完,护理员未去掉手套直接按床头呼叫器。

请问:①你认为护理员小李的做法对吗? ②护理员小李协助张阿姨咳痰前需要穿隔离衣吗? 还需要穿戴哪些防护用品? ③被污染的呼叫器如何消毒?

同步练习

1. 单选题

(1) 揉搓双手时每个部位至少揉搓　　　　　　　　　　　　　(　　)

　　A. 3 次　　　　　　　　　　　　B. ≥5 次

　　C. 4 次　　　　　　　　　　　　D. 1 次

(2) 七步洗手法步骤口诀是　　　　　　　　　　　　　　　(　　)

　　A. 内、外、夹、弓、大、立、腕　　　B. 内、外、夹、弓、立、大、腕

　　C. 外、内、夹、弓、大、立、腕　　　D. 外、内、夹、弓、立、大、腕

(3) 手卫生揉搓双手的总时间不少于　　　　　　　　　　　　(　　)

　　A. 15 秒　　　　　　　　　　　　B. 10 秒

　　C. 8 秒　　　　　　　　　　　　D. 12 秒

(4) 病室内每次开窗通风　　　　　　　　　　　　　　　　(　　)

　　A. 4 小时　　　　　　　　　　　　B. 2 小时

　　C. 30 分钟　　　　　　　　　　　　D. 10 分钟

(5) 病室内噪声应控制在(　　)分贝以下。　　　　　　　　　(　　)

　　A. 70　　　　　　　　　　　　　B. 60

　　C. 50　　　　　　　　　　　　　D. 30

2. 判断题

(1) 手卫生揉搓双手每个步骤至少 5 次,总时间不少于 15 秒。　　(　　)

(2) 戴手套不能代替手卫生,脱手套后仍需要洗手。　　　　　　(　　)

(3) 接触患者的血液、体液、分泌物、呕吐物及污染物品时,应戴手套。　(　　)

(4) 多重耐药菌感染患者使用的餐具不必丢弃,应做到个人专用、不使用他人的餐具或与人共用餐具。　　　　　　　　　　　　　　　　　　(　　)

(5) 多重耐药菌感染患者使用后的仪器应该用每升 1 000 毫克含氯消毒剂进行擦拭消毒。　　　　　　　　　　　　　　　　　　　　　　　　(　　)

(6) 含氯消毒剂现配现用,配置后使用有效时间≤24 小时,用完后盖好盖子。

　　　　　　　　　　　　　　　　　　　　　　　　　　(　　)

3. 思考题

(1) 多重耐药菌有哪些危害?

(2) 多重耐药菌是通过什么方式传播的?

第二节 基本防护

【学习目标】

1. 知识目标:了解医用防护用具的使用目的。

2. 技能目标:掌握穿(脱)隔离衣、戴(摘)口罩、戴(脱)手套的操作流程。

3. 素质目标:通过授课及实践操作,加强护理员防护意识。

一、穿(脱)隔离衣的方法

(一)基础知识

1. 目的 隔离衣用于保护医务人员避免受到血液、体液和其他感染性物质的污染,或用于保护患者避免感染的防护用品。

2. 穿(脱)隔离衣指征

(1)接触传染病及多重耐药菌感染的患者。

(2)对患者实行保护性隔离,如烧伤、骨髓移植患者的护理时。

(3)可能受到患者血液、体液、分泌物、排泄物喷溅时。

(二)操作流程

1. 穿隔离衣(图2-5)

(1)取隔离衣:隔离衣衣领和内面为清洁面,此时手为清洁状态不可触及隔离衣的外面(污染面)。

(2)穿衣袖:一手持衣领,另一手伸入一侧袖内,持衣领的手向上拉衣领,将衣袖穿好;换手持衣领,按照同方法穿好另一袖。

(3)系衣领。

(4)扣上袖口:两手持衣领,由领子中央顺着边缘由前向后系好;系衣领时袖口不可触及衣领、面部和帽子;扣好袖口或系上袖带。

(5)系腰带:两手在背后将衣边边缘对齐、折叠处不能松散,腰带在背后交叉,回到前面打一活结系好。

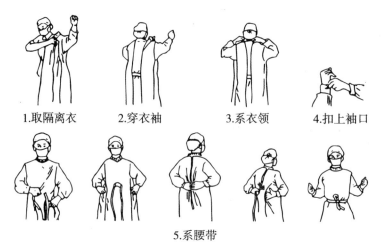

1.取隔离衣　　2.穿衣袖　　　3.系衣领　　　4.扣上袖口

5.系腰带

图2-5　穿隔离衣

2.脱隔离衣

(1)松开腰带。

(2)解开衣袖:洗手后,松开腰带在身前打一活结,解开袖口,将衣袖向上拉,勿使衣袖外面塞入袖内。

(3)解开领口,脱下衣袖:洗手后,解衣领(注意衣袖不能触及衣领、帽子、面部等清洁部位);脱去衣袖(双手分别捏住对侧衣领内侧清洁面下拉脱去袖子)。

(4)持领挂衣:提起衣领,对齐,挂在半污染区,清洁面应向外。

(三)注意事项

(1)隔离衣的长短要合适,每日更换,如有破洞、潮湿、污染应立即更换。

(2)系领口时污染的袖口不可触及衣领、面部和帽子。

(3)穿好隔离衣后,不得进入清洁区,避免接触清洁物品。

(4)使用后的一次性隔离衣,应将污染面向内卷成团,置于医疗垃圾桶内。

(5)穿或脱隔离衣前应先洗手,穿隔离衣前应戴好帽子及口罩。

二、戴(摘)口罩的方法

戴口罩:分清正、反面(深色朝外、浅色朝面部),分清上、下边(金属条在上),口罩罩住鼻、口及下巴,根据鼻尖形状塑鼻夹(图2-6)。脱口罩:用手捏系带取下。

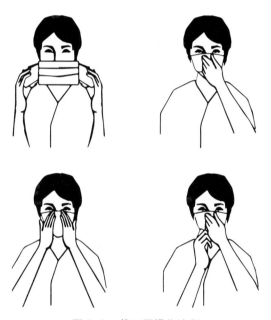

图2-6 戴口罩操作流程

注意事项:①口罩戴好后应进行密闭性检查。②一次性医用口罩使用不超过4小时。③口罩破损、潮湿、有异味或被患者血液、体液污染后应立即更换。④脱口罩前、后应洗手,使用后的一次性医用口罩放入医疗废物袋内。

三、戴(脱)手套的方法

(一)基础知识

标准预防:认定患者的血液、体液、分泌物、排泄物具有传染性,需进行隔离,不论是否有明显的血迹污染或是否接触非完整的皮肤与黏膜,接触上述物质时,必须采取防护措施。

（二）戴（脱）手套操作流程

1. 物品准备　准备尺码合适的清洁手套。

2. 戴手套前准备　洗手并干燥。

3. 戴手套流程（图2-7）

（1）一手掀开手套袋开口处，另一手捏住手套的反折部分取出手套，一只手对准五指戴上。

（2）已戴好手套的手指插入另一只手套的翻折内面，另一只手对准五指戴上。

（3）捏住手套的翻折内面向上翻转。

（4）翻转位置以盖住无菌衣袖口为标准。

（5）用同一方法翻转另一只手套，即双手佩戴完成。

4. 脱手套流程（图2-8）

（1）用戴着手套的手捏住另一只手套污染面的边缘将手套脱下。

（2）戴着手套的手握住脱下的手套，用脱下手套的手捏住另一只手套清洁面（内面）的边缘，将手套脱下。

（3）用手捏住手套内侧将其丢至医疗废物容器内。

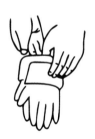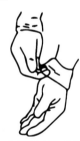

（1）戴第一只手方法　　（2）戴另一只手方法　　（3）上提手套反折面方法

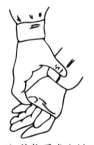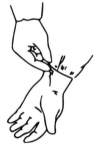

（4）盖住手术衣袖口　　（5）双手戴好手套

图2-7　戴手套流程

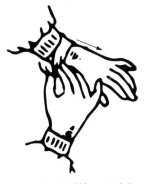
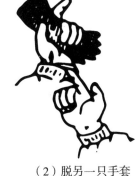

（1）脱第一只手套　　　　　（2）脱另一只手套　　　　　（3）丢手套

图2-8　脱手套流程

（三）注意事项

（1）接触患者的血液、体液、分泌物、呕吐物及污染物应戴手套。
（2）发现手套有破损时立即更换。
（3）脱手套时注意不要污染双手。
（4）脱去手套后要洗手。
（5）一次性手套应一次性使用。

小结

1. 穿隔离衣：手提衣领穿左手；再穿右手齐上抖；系好领口系袖口；折襟系腰半屈肘。
2. 脱隔离衣：解开腰带解袖口；塞住双袖消毒手；解开领口脱衣袖；对好一边挂衣钩。
3. 戴口罩：分清正反面（深色朝外、浅色朝面部），分清上下边（金属条在上），口罩罩住鼻、口及下巴，根据鼻尖形状塑鼻夹。脱口罩：用手捏系带取下。

案例分析 ▶

患者，女，59岁，近期感觉身体不适，出现咳嗽、咯血、盗汗、发热，经诊断为肺结核传染期，由护理员小张照顾。

请问：护理员小张为患者做清洁护理时，如何做好自身防护避免交叉感染？

同步练习

1.单选题

(1)穿脱隔离衣时要避免污染的部位是　　　　　　　　　　　　　　　（　　）

    A.腰带以上　　　　　B.袖口　　　　　　C.胸前　　　　　　D.衣领

(2)隔离衣的更换周期应为　　　　　　　　　　　　　　　　　　　　（　　）

    A.每天　　　　　　　B.每周　　　　　　C.每月　　　　　　D.每小时

(3)穿脱隔离衣时下列哪项错误　　　　　　　　　　　　　　　　　　（　　）

    A.穿脱隔离衣时应将内面工作服完全盖住

    B.系衣领时勿使衣袖触及衣领、工作服及帽子

    C.在清洁区挂隔离衣时,应污染面朝外

    D.脱衣袖时要捏住对侧衣领内侧清洁面下拉

(4)戴手套时,已经戴好一只手套的手可以接触另一只手套的　　　　　（　　）

    A.内侧面　　　　　　B.外侧面　　　　　C.任意面　　　　　D.都对

(5)下面说法错误的一项是　　　　　　　　　　　　　　　　　　　　（　　）

    A.接触患者的血液、体液、分泌物、呕吐物和污染物品时,应戴手套

    B.发现手套有破损时应立即更换

    C.脱手套时注意不要污染双手

    D.脱去手套后,只要双手没有污染,可以不用洗手

2.判断题

(1)穿隔离衣才可到清洁区取物。　　　　　　　　　　　　　　　　　（　　）

(2)挂隔离衣时,应将衣袖露出或衣边污染面盖过清洁面。　　　　　　（　　）

(3)穿隔离衣既可以保护医务人员,也可以保护患者。　　　　　　　　（　　）

(4)接触不同病种患者时应及时更换隔离衣。　　　　　　　　　　　　（　　）

(5)护理员在为张奶奶倾倒引流液时,只要不污染双手,脱下手套后就不用洗手。

    　　　　　　　　　　　　　　　　　　　　　　　　　　　　　（　　）

(6)护理员在为张奶奶倾倒引流液时,可以趁着戴手套的手为隔壁李奶奶的也一起倾倒,节约用物。　　　　　　　　　　　　　　　　　　　　　　　　（　　）

第三节　医疗废物处理

【学习目标】

1. 知识目标:了解医疗废物的种类及常用垃圾处理容器。

2. 技能目标:掌握垃圾分类的方法及处理要点。

3. 素质目标:正确进行医疗废物处理。

一、基础知识

（一）概念

医疗废物是指医疗卫生机构在医疗、预防、保健及其他相关活动中产生的具有直接或者间接感染性、毒性及其他危害性的废物。分为感染性废物、病理性废物、损伤性废物、药物性废物、化学性废物。

1. 感染性废物　具有引发感染性疾病,传播危险的医疗废物;常见的感染性废物如使用后的棉签、棉球、纱布、一次性输液器、针管、塑料盘、各种引流管等。

2. 病理性废物　为诊疗过程中产生的人体废弃物和医学实验动物尸体等。

3. 损伤性废物　能够刺伤或者割伤人体废弃的医用锐器,如玻璃安瓿、玻璃碎片、针头、刀片等。

4. 药物性废物　如过期、淘汰、变质或者被污染的废弃的药品。

5. 化学性废物　具有毒性、腐蚀性、易燃易爆性的废弃的化学物品。

（二）目的

正确进行垃圾分类,避免对工作人员造成伤害,防止感染性疾病的传播。

（三）注意事项

传染病或者疑似传染病患者产生的生活垃圾,按照医疗废物进行管理和处置。

二、处理要点

(一)医院常用的垃圾处理容器

(1)黄色废物桶。

(2)黑色生活垃圾桶。

(3)黄色利器盒:利器盒一旦被封口,则无法在不破坏的情况下被再次打开。

(二)垃圾分类

1. 放于黑色垃圾袋的废物 生活垃圾,包括各种一次性医疗器械的包装袋、纸制品;未与患者接触的物品,如输液器的外包装袋、纸箱、日常生活垃圾。

2. 放于黄色垃圾袋的废物 医疗垃圾,包括:①使用后的签、棉球、纱布;②使用后的一次性输液器、注射器、针管、塑料盘、各种引流管等;③废弃的药品;④传染病患者或疑似传染病患者产生的所有废物。放入两层医疗垃圾袋中密封。

3. 放于利器盒的废物 空安瓿、针头、刀片等锐器。

4. 放于密闭容器的废物 血压计、体温计的水银泄漏时,立即收集到装水小瓶内加盖密封,交给医务人员统一处理。

(三)医疗废物封扎

采用"鹅颈"式封扎,保持密闭,标签内容清晰。

(四)医疗废物处理流程

(1)根据医疗废物的类别将医疗废物分置于专用包装物或容器内,但包装物和容器应符合《医疗废物专用包装物、容器标准和警示标识规定》。

(2)医务人员在盛装医疗废物前应当对包装物或容器进行认真检查,确保无破损、渗液和其他缺陷。

(3)盛装的医疗废物达到包装物或容器的3/4时,应当使用有效的封口方式,使封口紧实严密。

(4)盛装医疗废物的每个包装物或容器外表面应当有警示标记,标签内容包括医疗废物产生单位、产生日期、类别。

（5）放入包装物或容器内的感染性废物、病理性废物、损伤性废物不得任意取出。

（6）医疗废物管理专职人员每天从医疗废物产生地点将分类包装的医疗废物送至院内临时垃圾桶。临时垃圾桶内的医疗废物由环保局指定的专门人员处置，储存时间不得超过2天，并做好运送记录。运送过程中应防止医疗废物的流失、泄漏，并防止医疗废物直接接触身体。

（7）医疗废物管理专职人员每天对产生科室的医疗废物进行称量、登记，登记内容包括来源、种类、重量、交接时间、最终去向、经办人。

小结

1. 护理员应熟悉垃圾的种类和常用垃圾处理容器。
2. 正确进行垃圾分类。
3. 避免出现因垃圾处理不当而导致的环境污染和疾病传播。

案例分析

张大爷，78岁，3天前因肺炎住院，由护理员小杨照顾。张大爷量完体温，小杨不小心将体温表掉在地上，体温表里的水银在地上滚动。护理员应该如何处理摔碎的体温表？

同步练习

1. 单选题

（1）垃圾处理注意事项错误的是 （ ）

    A. 不同垃圾不可混放　　　　　　B. 处理完垃圾后要洗手

    C. 入包装物或者容器内的医疗废物如有需要，可以取出

    D. 禁止用手直接接触使用后的锐器

（2）不属于损伤性废物的是 （ ）

    A. 医用针头　　　　　　　　　　B. 手术刀片

    C. 玻璃试管　　　　　　　　　　D. 废弃的汞体温计

（3）不属于感染性废物的是 （ ）

    A. 棉签　　　　　　　　　　　　B. 纱布

    C. 传染病患者的生活垃圾　　　　D. 实验用的动物尸体

（4）下列哪种垃圾应放入黄色垃圾袋中 （ ）

    A. 输液瓶　　　　　　　　　　　B. 无菌手套外包装

    C. 带有血迹的纱布　　　　　　　D. 报纸

(5)生活垃圾应该放入哪种颜色的垃圾袋中 　　　　　　　　　　（　　）

    A.黑色 　　　　　　　　　　　　B.黄色

    C.黄色 　　　　　　　　　　　　D.绿色

2.判断题

(1)垃圾进行正确分类,可以防止感染性疾病的传播。　　　　（　　）

(2)废弃的汞体温计属于损伤性废物。　　　　　　　　　　　（　　）

(3)碎玻璃应该放入黄色垃圾袋中。　　　　　　　　　　　　（　　）

第三章 安全与急救

患者安全隐患防范是保障安全的主要内容。随着我国心血管疾病发病率的增加,心脏猝死的发病率也在不断增加。中国目前每年大约有 54 万人死于心脏猝死,每天平均猝死 1 500 人,差不多每分钟就有一个人猝死! 发生心脏猝死的人大多数都是患有器质性心脏病,比如冠心病、心肌炎、心脏瓣膜病、严重室性心律失常等。因此,掌握相应的知识及技能,可极大程度地保障患者的安全。

本章内容突出必备知识和关键技能,强调安全提示及操作要点,这些内容均与护理员的日常工作息息相关,能够在一定程度上提升护理员对患者的照护能力,能够促进疾病的康复、保障患者住院安全,对护理员培训工作具有较实用的参考意义。

第一节 安全防护

【学习目标】

1.知识目标:了解跌倒坠床的危害。熟悉引发患者跌倒事件的危险因素(重点)。

2.技能目标:掌握跌倒的防范要点(难点)。

3.素质目标:增强防跌倒坠床的安全意识。

一、基础知识

1.概念 跌倒是指突发、不自主的、非故意的体位改变,倒在地上或更低的平面上。按照《国际疾病分类》,跌倒包括以下两类:①从一个平面至另一个平面的跌落;②同一平面的跌倒。

2.目的 及时且正确地做好跌倒的防范,能够防止因跌倒而引发的骨折、软组织损伤、颅内出血等不良事件发生,保障患者住院安全。

3. 跌倒坠床的危害

（1）伤害：5%～15%的跌倒会造成骨折和脱臼、软组织挫伤和头部外伤。

（2）卧床、不动：由于跌倒后造成损伤需长期卧床休养，导致功能下降，或者引起并发症，如下肢静脉血栓、肌肉萎缩、肺部感染等。

（3）住院：造成经济损失。

（4）死亡。

4. 引发跌倒坠床的危险因素

（1）生理因素：65岁以上老人是跌倒的高危人群，肌肉逐渐萎缩，骨质的改变。泌尿系统的改变，特别是老年男性会出现前列腺增生，有尿频的症状，从而增加了老年人跌倒的概率。视觉、听觉、触觉功能减退，传入中枢系统的信息直接影响机体的平衡功能。

（2）病理因素：精神状态缺失、丧失意识，如昏厥、癫痫发作、严重抑郁等神经系统疾病，认知障碍、骨关节疾病、足部疾病、眼部疾病、贫血、虚弱、脱水等。

（3）药物因素：研究发现，是否服药、药物的剂量都可以影响人的神智、精神、视觉、步态、平衡等导致跌倒。

（4）环境因素：病房和卫生间为跌倒坠床的主要区域。主要与病房的光线过强或过暗，病房物品摆放不当，衣服裤子过长过大，床档、床尾未及时复位，座椅无靠背，卫生间地面潮湿或光滑没有防滑垫和警示标识等因素有关。

（5）心理因素：许多老年患者因久病不愈，怕遭别人嫌弃，有时又高估自己的能力，常在不愿让人帮助的情况下发生跌倒坠床。尤其是康复后期，患者神志清楚，护士及陪护者容易大意，瞬间就可能发生意外。

5. 安全提示

（1）患者入院后，经护士评估如果有跌倒风险，将在手腕带粘贴蓝色圆点防跌倒标识，床尾悬挂警示标识，护理员看到警示标识，需提高警惕，并在护士指导下提前做好预防工作。

（2）患者活动强度需按照医生、护士的指导实施。

（3）活动前向患者做好解释，争取理解与配合，不可强行引导患者活动。

二、防范要点

1. 安全环境　生活用品和呼叫铃要伸手可及；床栏需功能完好；物品摆

放有序,坚持无障碍观念;病房及走廊内光线合适;地面平坦、干燥;卫生间有扶手、坐便器及紧急呼叫铃;放置防滑垫。

2.安全衣物　选择合适的眼镜、衣服和鞋子。有需要配镜的患者,建议到专科验光配镜,能看清报纸上最小的字,字体不变形,不出现走路头晕、视物不清等不适即可;穿合体的衣裤,不要过长或过宽大;要买防滑的鞋子,不穿拖鞋、系鞋带的鞋子。

3.安全用药　严格遵医嘱用药,不能随意乱用药。尤其服用镇静催眠、抗心律失常、降血糖、降血压、血管扩张等药物时,了解其药物不良反应,提高防范措施。

4.安全活动　避免体位突然改变,如颈部猛烈转动、站立排尿;使用轮椅时,检查轮椅的性能是否良好,并在患者坐轮椅之前注意固定脚刹。遵循起床三部曲:平躺睁眼30秒→双腿下垂30秒→站立30秒,再行走。

三、相关知识

老年人跌倒后的处理措施包括:跌倒后护理员原地呼叫护士,如意识清醒无明显不适,协助护士扶患者上床休息;意识丧失者,避免搬动,在护士指导下协助护士缓慢放平患者,头偏向一侧;疑似有骨折发生,要立即报告护士,协助护士给予部位固定;轻伤者,在护士指导下用清水将伤口冲洗干净,然后用干净纱布给予包扎;扭伤者,患者敷冰块,淤血肿胀先给予冰块冰敷,24小时后可涂红花油或贴敷膏药。

小结

防范跌倒的认知是护理员照护患者的必备技能之一,本节着重描述了跌倒事件发生的危险因素、对老年患者活动的照护,以及日常活动中跌倒的防范要点。希望通过本节内容的学习,护理员能够描述环境中发生跌倒的危险因素,在医生、护士的指导下合理安排患者运动,尽量避免患者跌倒。

案例分析 ▶

张奶奶,72岁,诊断为"脑供血不足"。张奶奶经常头晕,护理员小李负责照顾她。今晨张奶奶睡醒后准备如厕,看小李还在熟睡,于是没有叫醒她,张奶奶坐起后着急下床,出现头晕,滑坐在地上,不慎致右脚扭伤。

请问:患者在哪种情况下发生了跌倒事件?护理员该如何做才能避免患者再次发生跌倒?

📖 **同步练习** ▷

1. 单选题

(1)常见的跌倒危险因素不包括 （ ）

　　A.年龄　　　　　B.高血压　　　　C.地面湿滑　　　D.饮食

(2)有效防范跌倒的发生,要掌握起床的"（ ）半分钟"。

　　A.一个　　　　　B.两个　　　　　C.三个　　　　　D.四个

2. 判断题

(1)无论患者任何原因导致的跌倒,都要立即将其扶起。 （ ）

(2)患者虽有头晕症状,但下肢活动无障碍,不需警惕跌倒。 （ ）

3. 思考题

(1)跌倒发生的高危因素有哪些?

(2)一位脑供血不足患者入院,头晕症状未改善,如何做能够预防跌倒的发生?

第二节 急救技能

【学习目标】

1.知识目标:了解心肺复苏对于心搏骤停患者的重要性和必要性。

2.技能目标:①熟悉呼吸、心搏骤停的判断(难点);②掌握正确的心肺复苏操作流程(重点)。

3.素质目标:培养急救意识。

一、基础知识

1. 概念　心肺复苏(cardiopulmonary resuscitation,CPR)是针对呼吸、心搏骤停采取的"救命技术"。指由于外伤、疾病、中毒、意外、低温、淹溺和电击等各种原因,导致呼吸停止、心脏停搏,必须紧急采取重建和促进心脏、呼吸有效功能恢复的一系列措施。

2. 目的　挽救生命,保证重要脏器的血液供应,为急救赢得时间,为患者的进一步治疗奠定基础。

3. 呼吸、心搏骤停的判断

(1)意识突然丧失:轻拍双肩重唤双耳,观察是否有反应,如确无反应,说明患者意识丧失。

(2)大动脉搏动消失:首选颈动脉,用示指、中指指端先触及气管正中,男性可先触及喉结,然后旁开两指,触摸5～10秒有无搏动。次选股动脉,位于股三角区腹股沟韧带下方。如无颈动脉或股动脉搏动,即可确定心搏骤停。

(3)呼吸停止:听有无呼吸声或用面部靠近患者口鼻部感觉有无气体逸出,脸转向胸腹部观察有无起伏。可与触摸动脉同步进行。

(4)瞳孔散大:可用手电筒查看两侧瞳孔,是否对光无反应。

二、心肺复苏操作流程

(一)物品准备

干净毛巾或纸巾。

(二)操作方法

1.确认现场安全　观察周围环境,排除危险因素。

2.识别心搏骤停　判断患者意识,可用双手轻拍并呼唤患者,一摸二听三感觉,触摸颈动脉搏动5～10秒。

3.启动紧急医疗服务系统　呼救/拨打120。

4.启动心肺复苏　开始30次按压和2次人工呼吸的复苏周期。

(1)第一步:摆放体位,使患者仰卧于地面或硬板床上。

(2)第二步:解开患者衣领裤带。

(3)第三步:胸外心脏按压术(单人法)。

1)按压部位及手法:两乳头连线中点为按压点;手掌根部接触患者胸部皮肤,双手叠加,十指交叉相扣,手指翘起(图3-1)。

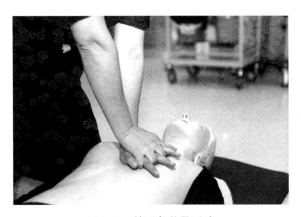

图3-1　按压部位及手法

2)按压方法:双腿分开与肩同宽,双肘关节伸直,臀部为支点,向下垂直用力按压(图3-2)。

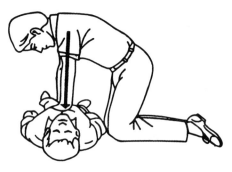

图3-2　按压方法

3)按压深度:成人至少5厘米,儿童、婴儿至少胸部前后径的1/3,儿童大约5厘米,婴儿大约4厘米。

4)按压频率:100~120次/分。

(4)第四步:开放气道。头偏向一侧,用示指和中指清除口鼻腔分泌物,有假牙者须取出。

1)仰头抬颏法:施救者小鱼际用力向下向后压住患者前额,另一手示指、中指置于患者的下颌骨,将颏部向上抬起(图3-3)。

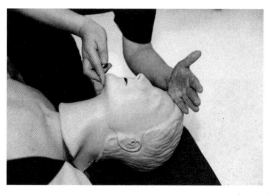

图3-3　仰头抬颏法

2)仰头抬颈法:抢救者一手抬起患者颈部,另一手以小鱼际肌侧下按患者前额,使头后仰,颈部抬起。头颈部损伤患者禁用(图3-4)。

3)双下颌上提法:抢救者双肘置患者头部两侧,双手示、中、无名指放在患者下颌角后方,向上或向后抬起下颌(图3-5)。

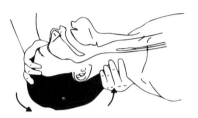
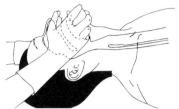

图3-4　仰头抬颈法　　　　　图3-5　双下颌上提法

(5)第五步:人工通气。人工呼吸频率为10～12次/分,按压与人工呼吸的比例为30:2,每个循环通气2次。

1)口对口人工呼吸。可盖一层单层纱布或湿巾,抢救者用拇指和示指捏住患者鼻腔,双唇包住患者口部,吹气。吹毕松开捏住鼻腔的手,换气同时观察患者的胸廓起伏情况。此为首选方法(图3-6)。

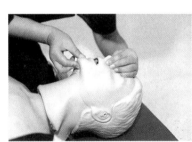
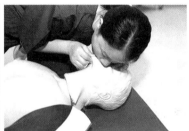

图3-6　口对口人工呼吸

2)口对鼻人工呼吸法:用仰头抬颈法将患者的口唇紧闭,双唇包住患者鼻部吹气。用于口腔严重损伤或牙关紧闭患者。

3)口对口鼻人工呼吸法:适用于婴幼儿。

(三)注意事项

(1)按压部位要准确,用力合适,以防止胸骨、肋骨压折。严禁按压胸骨角、剑突下及左右胸部。

(2)按压力度要适度,过轻则无效果,过重易造成了肋骨骨折、血气胸等。

(3)按压方法要正确,注意两臂伸直,两肘关节固定,胸廓回弹充分。尽可能减少按压中断,并避免过度通气。5 个按压/通气周期(约 2 分钟)后,再次检查和评价,如仍无循环体征,立即重新进行胸外按压及人工通气。如果有 2 名或更多急救者在场,每 2 分钟应更换按压者,避免因劳累降低按压效果。

(4)反映心肺复苏有效的指征:①大动脉(颈、股动脉)搏动恢复;②口唇、指甲、四肢末梢转红润;③呼吸恢复;④出现反射或挣扎;⑤瞳孔缩小,对光有反射。

小结

当各种原因引起呼吸、心搏骤停时,心肺复苏是最有效的紧急救护技术。本节着重介绍了心肺复苏的概念、目的、操作流程及注意事项。希望通过本节内容的学习,护理员能够熟悉呼吸、心搏骤停的判断;掌握心肺复苏的相关知识及操作流程,培养急救意识,建立"生命第一、健康第一"的理念,更好地为患者提供专业的照护。

案例分析 ▶

张爷爷,65 岁,因心绞痛在心血管内科住院,由护理员小乙照顾陪护。张爷爷因家庭矛盾和家属拌嘴,突然倒地,意识丧失,小乙作为护理员,立即跑去呼叫值班医生护士。

请问:①护理员小乙的做法对吗?②应该怎么做对张爷爷更好呢?③护理员什么情况下该实施心肺复苏呢?

同步练习 ▶

1. 单选题

(1)成人口对口通气频率是 （　　）

    A. 8 ~ 10 次/分　　　　　　　　　B. 10 ~ 12 次/分

    C. 10 ~ 16 次/分　　　　　　　　　D. 10 ~ 20 次/分

(2)心肺复苏的按压频率是 （　　）

    A. 100 次/分　　　　　　　　　　B. 120 次/分

    C. 100 ~ 120 次/分　　　　　　　D. 至少 120 次/分

(3)心肺复苏的按压深度 （　　）

    A. 5 厘米　　　　　　　　　　　B. 至少 5 厘米

    C. 4 ~ 5 厘米　　　　　　　　　D. 6 厘米

(4)胸外按压及人工通气比是 （　　）

    A. 30 : 2　　　　　　　　　　　B. 30 : 4

    C. 15 : 2　　　　　　　　　　　D. 15 : 1

2. 判断题

(1) 判断患者是否心搏骤停时, 触摸颈动脉应该大于 10 秒。　　　　　(　　)

(2) 患者心搏骤停时, 瞳孔是缩小的。　　　　　(　　)

(3) 按压和通气进行 5 组再次判断。　　　　　(　　)

3. 思考题

(1) 患者在什么情况下容易发生心搏骤停?

(2) 照看的患者发生心搏骤停时, 如何把握关键的 4 分钟?

(3) 如何正确地操作有质量的心肺复苏吗?

第三节　火灾应急预案

【学习目标】

1. 知识目标:了解医院消防器材的种类。

2. 技能目标:①掌握灭火器及消防栓的使用方法。②当发生火灾时能协助医务人员快速灭火及疏散、转运患者。

3. 素质目标:增强消防安全意识,提高爱伤观念,保证患者安全。

火灾是一类严重威胁人民群众生命和财产安全的危险事故,全国每年因各种原因造成的此类事故就达数万起,医院又是一个人员比较集中的公共场所,多数人为行动不便或不能自理的就医患者,往往需要护理员的协助。为贯彻《消防法》及落实安全第一、预防为主、消防结合的消防安全方针,全院上下必须充分认识到火灾的危害性。因此如何从火灾中逃生、如何以最佳的方式疏散和转移患者的知识是值得每一位人员认真学习和掌握的。

一、基础知识

(一)消防器材种类

消防器材包括手提式干粉灭火器、手提式二氧化碳灭火器、消火栓(图 3-7 ~ 图 3-9)。

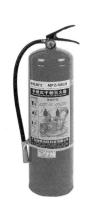
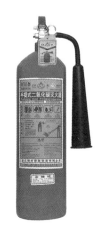
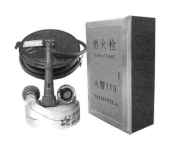

图3-7 手提式干粉   图3-8 手提式二氧化   图3-9 消火栓
　　　灭火器　　　　　　　碳灭火器

(二)灭火器及消防栓使用方法

1.灭火器使用方法　提起灭火器→拔下保险销→用力压下手柄→对准火焰根部扫射(图3-10)。

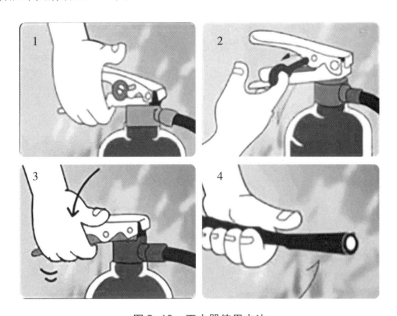

图3-10 灭火器使用方法

2.消火栓使用方法 见图3-11。

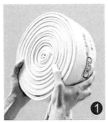
①
打开或击碎箱门，
取出消防水带

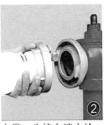
②
水带一头接在消火栓
接口上

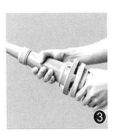
③
另一头接在消防水枪上

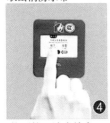
④
按下箱上消火栓启
泵按钮

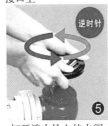
⑤
打开消火栓上的水阀
开关

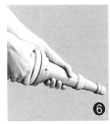
⑥
对准火源根部，进行
灭火

图3-11 消火栓使用方法

二、火灾应急预案

（一）灭火、疏散程序

1.原则 早发现、早报警、早扑救，及时疏散人员，抢救物质，各方合作迅速扑灭火灾。

2.四步骤 现场人员应对火灾四步骤（RACE）是国际通用的灭火程序。

（1）救援（rescue，R）：组织患者及其他来访者及时离开火灾现场；对于不能行走的患者，采取抬、背、抱等方式转移。

（2）报警（alarm，A）：利用手机、就近电话或消防手报按钮，迅速向医院消防控制中心报警。

（3）限制（confine，C）：关上门窗、分区防火门，防止火势蔓延。

（4）灭火或疏散（extinguish or evacuate，E）：如果火势不大，用灭火器材灭火；如果火势过猛，按疏散步骤及时让患者和其他人撤离现场。

(二)灭火、疏散流程

灭火、疏散流程见图3-12。

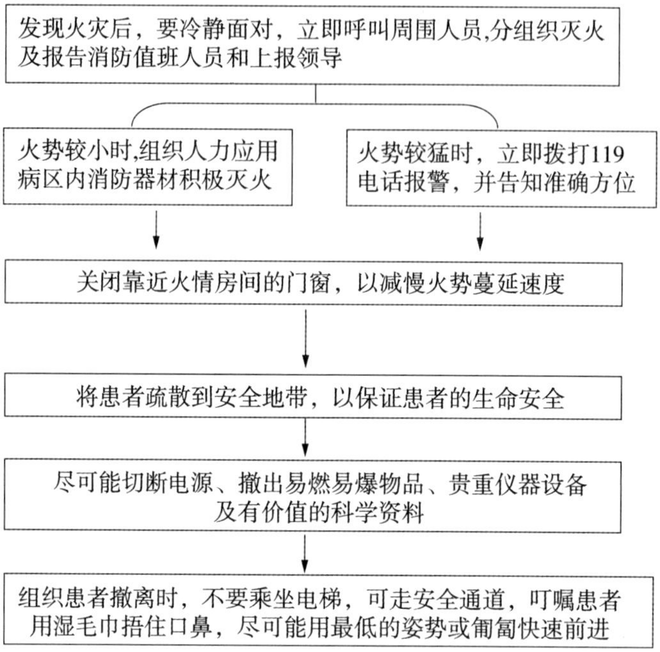

发现火灾后，要冷静面对，立即呼叫周围人员,分组织灭火及报告消防值班人员和上报领导

火势较小时,组织人力应用病区内消防器材积极灭火

火势较猛时，立即拨打119电话报警，并告知准确方位

关闭靠近火情房间的门窗，以减慢火势蔓延速度

将患者疏散到安全地带，以保证患者的生命安全

尽可能切断电源、撤出易燃易爆物品、贵重仪器设备及有价值的科学资料

组织患者撤离时，不要乘坐电梯，可走安全通道，叮嘱患者用湿毛巾捂住口鼻，尽可能用最低的姿势或匍匐快速前进

图3-12　灭火、疏散流程

小结

火灾扑救一般原则:报警早、损失小;边报警、边扑救;先控制、后灭火;先救人、后救物;防中毒、防窒息;听指挥、莫惊慌。

案例分析

张奶奶,82岁,在消化内科住院,由护理员小李照顾。小李在使用微波炉给张奶奶热饭时,由于操作不当,微波炉发生燃烧,火势迅速蔓延,小李吓得转身逃走。

请问:①护理员小李的做法对吗? ②他当时应该怎样做?

同步练习 ▶

1. 单选题

(1) 我国大陆通用的火灾报警电话为 ( )

    A. 120   B. 119   C. 110   D. 112

(2) 使用灭火器灭火时，要对准火焰的哪个部位喷射 ( )

    A. 上部   B. 中部   C. 根部   D. 前部

(3) 火灾中防止烟气危害最简单的方法是 ( )

    A. 跳楼或窗口逃生   B. 大声呼救

    C. 用打湿的毛巾或衣服捂住口鼻低姿态沿疏散通道逃生

    D. 自行灭火

(4) 家用电器发生火灾，在没有灭火器的情况下应先 ( )

    A. 切断电源   B. 用水扑救

    C. 用毛毯包裹   D. 用衣服遮盖

(5) 当遇到火灾时，要迅速向哪个方向逃生 ( )

    A. 着火相反的方向   B. 人员多的方向

    C. 安全出口的方向   D. 人员少的方向

2. 判断题

(1) 在没有发生火灾的情况下，可以把消防器材挪作他用。 ( )

(2) 火灾初期阶段是扑救灭火的最有利时机。 ( )

(3) 用灭火器灭火，最佳位置是上风位或侧风位。 ( )

3. 思考题

假如你在医院做护理员，所在病区发生了火灾，你该如何协助护士灭火并转运患者？

第四章 生活照护

本章将详细介绍对患者的清洁照护、饮食照护、排泄照护、睡眠照护、移动照护,通过基础知识、操作流程、注意事项、相关知识等,突出必备知识和关键技能的融合,介绍与患者生活照护相关的各项内容,这些都与护理员日常工作息息相关,可以提升护理员对患者的照护能力,同时又能让护理员更安全地为患者提供全面的生活照护。

第一节 清洁照护

【学习目标】

1. 知识目标:了解清洁照护在感染预防的作用。

2. 技能目标:①熟悉头面部、口腔、身体清洁的相关知识。②掌握协助患者穿脱、更换衣裤的操作要点。

3. 素质目标:培养护理员认真细致的工作态度及职业奉献精神。

一、头面部清洁

(一)基础知识

1. 概念 为患者做好头发以及面部的清洁。

2. 目的 协助患者洗头、洗脸、刮胡子,去除头皮、头发、面部污垢,刮胡须,促进头部血液循环,预防皮肤感染,增加患者舒适感,维持患者良好的形象。

3. 安全提示

(1)长期卧床患者需要在护士指导下进行床上头面部清洁。饭后半小时内不宜立即进行头面部清洁。

（2）水温保持在43~45摄氏度，操作者可先在自己手腕内侧淋水感觉水温是否适宜，后再用少量水淋湿患者头皮，并询问患者水温是否合适，洗完后及时吹干头发。洗头时应避免将水流进患者眼中，及时用毛巾擦干。

（3）刮胡子时动作轻柔，避免刮伤患者皮肤。

（二）操作流程

操作流程：洗头→梳头发→洗脸→刮胡子。

（三）注意事项

①梳头时动作要轻柔，避免用力拉扯头发引起患者疼痛。②进行头面部清洁过程中，加强与患者的交流沟通，注意观察患者反应情况、皮肤有无异常。如患者有发抖、面色苍白、呼吸异常，应立即停止，通知护士。③头面部清洁过程中注意保暖，并要及时添加热水。

（四）相关知识

自制床上洗头装置：在没有专业的床上洗头器时，可以利用生活中常见的物品来自制床上洗头装置，常用的有以下两种方法。

1. 扣杯法　取一水盆，在水盆中央倒扣一水杯，杯底垫上毛巾，洗头时将此装置放在床上，患者头枕在杯底，即可进行床上洗头（图4-1）。

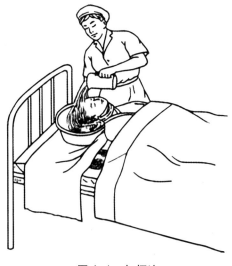

图4-1　扣杯法

2.马蹄垫法 取一毛毯,卷成长条状,再折成一个"U"字形,用绳子在距离两侧开口 10 ~ 15 厘米处固定好,最后用密封较好的大塑料袋将固定好的"U"形毛毯套起来,即可放在床上进行床上洗头(图4-2)。

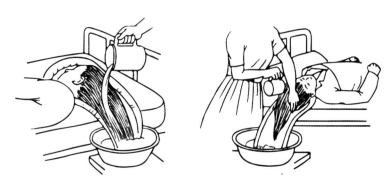

图 4-2   马蹄垫法

二、口腔清洁

(一)基础知识

1.概念 为生活不能自理的患者擦拭口腔表面及清洁义齿,去除口腔异味和牙齿上残留物。

2.目的 保持口腔清洁,无感染,去除口腔内残留物和异味,增加患者舒适感。

3.安全提示

(1)协助刷牙时避免引起患者呛咳。

(2)不可将义齿泡在热水或有腐蚀性消毒剂内。

(3)使用义齿的患者白天持续佩戴,晚上摘除。

(4)暂不用的义齿,泡于冷水杯中,每日更换一次清水。

(二)操作流程

1.牙齿清洁

(1)患者取仰卧位头偏向一侧,治疗巾围于颈下,弯盘置于口角旁,夹取(用镊子夹取传递棉球)湿润棉球擦拭口唇,使用吸水管协助患者用漱口液漱口。

(2)嘱患者张口,用手电筒和压舌板进行口腔评估。

（3）嘱患者咬合上下齿，用压舌板协助按顺序擦拭左侧牙齿外上面、左侧牙齿外下面、左侧颊部、右侧牙齿外上面、右侧牙齿外下面、右侧颊部。

（4）嘱患者张口，用压舌板协助按顺序擦拭左侧上齿内侧面、左侧上齿咬合面、左侧下齿内侧面、左侧下齿咬合面，从臼齿向外擦至门齿。

（5）同法擦拭右侧（右侧上齿内侧面、右侧下齿咬合面、右侧下齿内侧面、右侧下齿咬合面），从臼齿向外擦至门齿。

（6）擦拭硬腭、舌面、舌下，嘱患者张口用压舌板和手电筒检查棉球是否遗落在口腔，用纱布擦干口唇、口角。

2. 义齿清洁

（1）义齿容易积有食物残渣和碎屑，故餐后应每日清洁义齿，避免牙龈感染和刺激。

（2）义齿放于冷水中保存，每日换水一次。

（三）注意事项

（1）操作过程中，密切观察患者呼吸情况。

（2）若患者出现躁动或病情变化，立即暂停操作。

（四）相关知识

口腔护理的常用溶液及作用如下。

（1）0.9% 氯化钠溶液：清洁口腔，预防感染。

（2）朵贝尔溶液（复方硼酸溶液）：抑菌，消除口臭。

（3）0.02% 呋喃西林溶液：清洁口腔，有广谱抗菌作用。

（4）1% ~3% 过氧化氢溶液：有抗菌、防臭作用。

（5）1% ~4% 碳酸氢钠溶液：用于真菌感染。

（6）2% ~3% 硼酸溶液：属酸性防腐剂，可改变细菌的酸碱平衡，起抑菌作用。

（7）0.1% 醋酸溶液：用于铜绿假单胞菌感染时。

三、身体清洁

（一）基础知识

1. 概念　为长期卧床、不能下床的患者，在床上进行皮肤清洁工作。

2. 目的　协助患者擦洗全身，去除皮肤污垢，保持全身皮肤清洁，促进血液循环,增加皮肤的排泄功能,预防皮肤感染,使患者舒适。

3. 安全提示

(1)根据患者身体活动受限的不同情况为患者擦洗、翻身时,要注意保持脊柱平直,避免躯干扭曲。

(2)清洁身体时要注意为患者保暖,要随时观察水温,水温保持在50~52摄氏度。

(3)擦洗身体时要掌握节力原则,防止患者坠床等。

(4)擦洗身体、会阴、足部分别需要使用单独的水盆及毛巾,避免交叉感染。

(二)身体清洁的护理

1. 床上擦浴　消除皮肤污垢,保持皮肤清洁;促进血液循环,增强皮肤排泄功能。

2. 会阴清洗　是为了减少会阴分泌物,保持会阴及肛门清洁,去除异味使患者舒服,预防或减少生殖系统和泌尿系统逆行感染。会阴冲洗适用于长期卧床、生活不能自理者,产后或术后留置导尿管者,会阴有伤口或者有急、慢性外阴炎者。

3. 足部清洁　清洁足部及脚趾间的污垢、汗渍,保持患者清洁舒适。足浴后可涂润肤霜,防止老人脚部皮肤干燥。

4. 剪指/趾甲　应先剪中间,后剪两边,这样易于掌控修剪的长度,避免把边角剪得过深。否则新长出来的指甲很容易嵌入软组织内,成为嵌甲,损伤指甲周围的皮肤,容易引发甲沟炎。

(三)注意事项

(1)擦洗过程中加强皮肤皱褶部位的清洁,注意擦干腋窝、乳房下、腹股沟等皮肤皱褶处。

(2)擦洗前要调节室温在24摄氏度左右,水温调节至40~45摄氏度。擦洗过程中注意保暖,注意患者隐私。清洁身体时要注意观察患者的反应及皮肤有无异常,如有发抖、面色苍白、呼吸异常,应立即停止,并通知护士。

(3)会阴清洗操作前应询问了解患者病情意识状态及配合程度,了解局部皮肤情况,有无导尿管及是否通畅,环境是否隐蔽,应该保护患者的隐私。

(4)修剪指(趾)甲时应避免损伤患者皮肤,必要时打磨指甲,避免锋利的甲端划伤皮肤。

（四）相关知识

床上洗澡床的应用：对于卧床患者，除了擦浴之外，还有应用洗澡床等装置满足卧床患者彻底洗澡的需求。洗澡床是一种特殊的类似于平车似的装置，有特殊防水设计，卧床患者可以平躺于洗澡床上来完成洗澡需求。

四、协助穿脱、更换衣裤

（一）基础知识

1. 概念　为生活不能自理无法自行更换衣物的患者更换衣物。
2. 目的　保持衣服清洁，预防感染，使患者舒适。
3. 安全提示
（1）穿脱衣物时切勿强硬拉拽，避免损伤患者皮肤及关节。
（2）穿脱衣物时要及时为患者保暖，注意保护患者隐私。
（3）穿脱衣物原则：先穿患侧，后穿健侧；先脱健侧，后脱患侧。

（二）操作流程

（1）穿衣：先穿对侧，后穿近侧；如肢体有伤口或活动障碍时，先穿患侧，后穿健侧。
（2）脱衣：先脱近侧，后脱对侧；如肢体有伤口或活动障碍时，先脱健侧，后脱患侧。

（三）注意事项

（1）注意保暖，保护隐私。
（2）协助更换衣物过程中，加强与患者的交流沟通，注意观察患者的皮肤有无异常，如有异常，应立即停止更换并通知护士。

（四）相关知识

病号服的种类包括以下几种。
（1）普通型：为常见的上下分体，有领、前开襟式的休养服，用于一般患者。
（2）后开襟式：为上下分体、无领、后开襟式，主要用于卧床的危重患者，方便穿脱。

（3）功能型：一般用于特殊诊疗的病号服，例如用于手术的侧开襟式、用于肛肠检查的裤子进行特殊改良式、用于气管切开患者的 V 字领式、用于方便进行穿刺的袖子侧开口式等。

五、床单位整理

（一）基础知识

1. 概念　指医疗机构为患者提供的家具及设备，它是患者住院期间休息、睡眠、饮食、排泄、活动及治疗的最基本的生活单位。患者床单位的构成包括床、床垫、床褥、枕芯、被芯、大单、被套、枕套、床旁桌、床旁椅、照明灯、呼叫装置、供氧和负压吸引管道等设施。

2. 目的　保持病室整洁，供新入院患者或暂时离床患者使用。

3. 安全提示

（1）物品准备符合患者病情需要。

（2）向患者及家属做好解释工作。

（3）病室内有患者进行治疗或用餐时暂缓操作。

（4）操作完毕后洗手。

（二）操作流程

1. 铺备用床操作流程　见图4-3、图4-4。

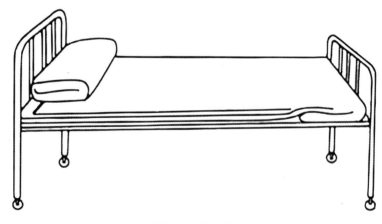

图4-3　备用床

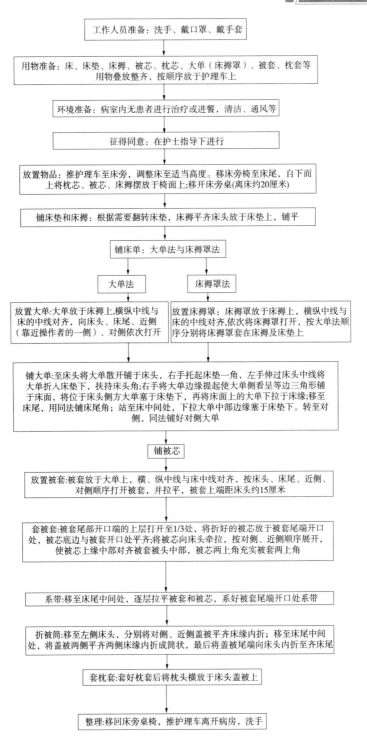

工作人员准备：洗手、戴口罩、戴手套

用物准备：床、床垫、床褥、被芯、枕芯、大单（床褥罩）、被套、枕套等用物叠放整齐，按顺序放于护理车上

环境准备：病室内无患者进行治疗或进餐，清洁、通风等

征得同意：在护士指导下进行

放置物品：推护理车至床旁，调整床至适当高度。移床旁椅至床尾，自下而上将枕芯、被芯、床褥摆放于椅面上；移开床旁桌(离床约20厘米)

铺床垫和床褥：根据需要翻转床垫，床褥平齐床头放于床垫上，铺平

铺床单：大单法与床褥罩法

大单法

床褥罩法

放置大单:大单放于床褥上，横纵中线与床的中线对齐，向床头、床尾、近侧（靠近操作者的一侧）、对侧依次打开

放置床褥罩：床褥罩放于床褥上，横纵中线与床的中线对齐，依次将床褥罩打开，按大单法顺序分别将床褥罩套在床褥及床垫上

铺大单:至床头将大单散开铺于床头，右手托起床垫一角，左手伸过床头中线将大单折入床垫下，扶持床头角；右手将大单边缘提起使大单侧看呈等边三角形铺于床面，将位于床头侧方大单塞于床垫下，再将床面上的大单下拉至床缘;移至床尾，用同法铺床尾角；站至床中间处，下拉大单中部边缘塞于床垫下。转至对侧，同法铺好对侧大单

铺被芯

放置被套:被套放于大单上，横、纵中线与床中线对齐，按床头、床尾、近侧、对侧顺序打开被套，并拉平，被套上端距床头约15厘米

套被套:被套尾部开口端的上层打开至1/3处，将折好的被芯放于被套尾端开口处，被芯底边与被套开口处平齐;将被芯向床头牵拉，按对侧、近侧顺序展开，使被芯上缘中部对齐被套被头中部，被芯两上角充实被套两上角

系带:移至床尾中间处，逐层拉平被套和被芯，系好被套尾端开口处系带

折被筒:移至左侧床头，分别将对侧、近侧盖被平齐床缘内折；移至床尾中间处，将盖被两侧平齐两侧床缘内折成筒状，最后将盖被尾端向床头内折至齐床尾

套枕套:套好枕套后将枕头横放于床头盖被上

整理:移回床旁桌椅，推护理车离开病房，洗手

图4-4 铺备用床操作流程

2. 铺暂空床操作流程　见图 4-5、图 4-6。

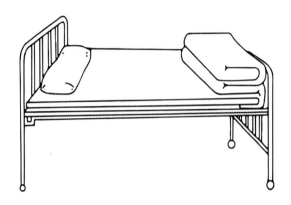

图 4-5　暂空床

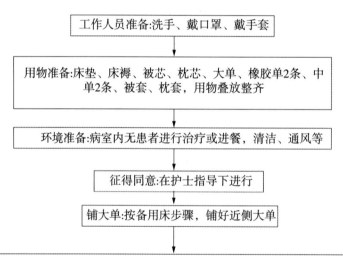

工作人员准备:洗手、戴口罩、戴手套

用物准备:床垫、床褥、被芯、枕芯、大单、橡胶单2条、中单2条、被套、枕套,用物叠放整齐

环境准备:病室内无患者进行治疗或进餐,清洁、通风等

征得同意:在护士指导下进行

铺大单:按备用床步骤,铺好近侧大单

套被套:被套尾部开口端的上层打开至1/3处,将折好的被芯放于被套尾端开口处,被芯底边与被套开口处平齐;将被芯向床头牵拉,按对侧、近侧顺序展开,使被芯上缘中部对齐被套被头中部,被芯两上角充实被套两上角。系带:移至床尾中间处,逐层拉平被套和被芯,系好被套尾端开口处

折被筒:套好被芯,将盖被按"S"形折成被筒

套枕套:套好枕套,枕头横立于床头

余步骤同备用床

图 4-6　铺暂空床操作流程

3. 铺麻醉床操作流程 见图4-7、图4-8。

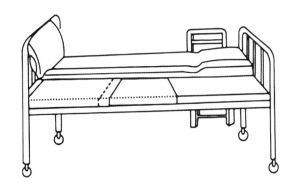

图4-7 麻醉床

```
┌─────────────────────────────────────────┐
│ 工作人员准备:洗手、戴口罩、戴手套              │
└─────────────────────────────────────────┘
                    ↓
┌─────────────────────────────────────────┐
│ 用物准备:床垫、床褥、被芯、枕芯、大单、橡胶单2条、中 │
│ 单2条、被套、枕套,用物叠放整齐,抢救或治疗物品,如  │
│        吸氧、吸痰装置等                       │
└─────────────────────────────────────────┘
                    ↓
┌─────────────────────────────────────────┐
│ 环境准备:病室内无患者进行治疗或进餐,清洁、通风等    │
└─────────────────────────────────────────┘
                    ↓
┌─────────────────────────────────────────┐
│ 征得同意:在护士指导下进行                      │
└─────────────────────────────────────────┘
                    ↓
┌─────────────────────────────────────────┐
│ 铺大单:按备用床步骤,铺好近侧大单               │
└─────────────────────────────────────────┘
                    ↓
┌─────────────────────────────────────────┐
│ 铺橡胶单和中单:根据病情和手术部位,于床中部或床     │
│ 尾部铺一橡胶单,中单铺在橡胶单上,余下部分塞于      │
│ 床垫下;于床头铺另一橡胶单及中单,余下部分塞于      │
│ 床垫下;绕至对侧,逐层铺好大单、橡胶单和中单        │
└─────────────────────────────────────────┘
                    ↓
┌─────────────────────────────────────────┐
│ 折被筒:套好被芯,将盖被折成被筒,被尾向床头方向     │
│ 内折,齐床尾;将近门侧盖被向背门侧盖被扇形折叠,     │
│        使其三折叠于背门侧                      │
└─────────────────────────────────────────┘
                    ↓
┌─────────────────────────────────────────┐
│ 套枕套:套好枕套,枕头横立于床头                 │
└─────────────────────────────────────────┘
                    ↓
┌─────────────────────────────────────────┐
│ 余步骤同备用床                              │
└─────────────────────────────────────────┘
```

图4-8 铺麻醉床操作流程

4.铺卧床患者床单位操作流程 见图4-9、图4-10。

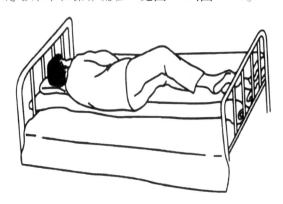

图4-9 卧床患者床单位

工作人员准备:洗手、戴口罩、戴手套

环境准备:同病室内无患者进行治疗或进餐,酌情关闭门窗,调节室内温度。注意保护患者隐私,必要时使用隔帘遮挡

用物准备:大单、中单、被套、枕套、床刷及床刷套,必要时备清洁衣裤。用物叠放整齐,按顺序放于护理车上

征得同意:在护士指导下进行

告知患者:护士评估患者的病情、意识状态、活动能力、配合程度后,协助护士告知患者及家属进行此操作的目的、意义、注意事项及配合要点

放置物品:推护理车至床旁,移开床旁桌椅,用物按使用顺序置于椅上。放平床头和膝下支架

保护管道:妥善固定及保护各引流管道

松近侧污单:从床头至床尾将近侧中单、橡胶单、大单逐层从床垫下拉出

协助患者侧卧:松开床尾盖被,协助移动患者至对侧,使患者侧卧,背对操作者

清扫近侧橡胶单和床褥:上卷中单至床中线处,塞于患者身下;湿扫橡胶单,将橡胶单搭于患者身上;将大单上卷至床中线处,塞于患者身下;湿扫床褥

铺近侧清洁大单、近侧橡胶单和清洁中单:取清洁大单,对齐床中线展开,近侧大单向近侧下拉散开,对侧大单内折后卷至床中线处,基于患者身下;按备用床步骤铺好近侧大单。铺平橡胶单,将清洁中单铺于橡胶单上,近侧部分下拉至床缘,对侧部分内折后卷至床中线处,塞于患者身下;将近侧橡胶单和中单边缘塞于床垫下

协助移动患者:协助患者平卧并移向近侧,使患者侧卧,面向操作者,躺卧于已铺好床单的一侧

松对侧污单:转至床对侧,从床头至床尾将各层床单从床垫下依次拉出

清扫对侧橡胶单和床褥:上卷中单至中线处,取出污中单,放于护理车污衣袋内;湿扫橡胶单,将橡胶单搭于患者身上;将大单自床头内卷至床尾处,取出污大单,放于护理车污衣袋内;湿扫床褥

铺对侧清洁大单、对侧橡胶单和清洁中单:将患者身下的清洁大单、橡胶单和中单逐层拉出、铺好

摆体位:协助患者平卧,将患者枕头移至床中间,妥善安置各引流管道

更换被套及枕套:将清洁被套平铺于盖被上,自污被套内取出被芯,装入清洁被套内,撤出污被套;将被芯展平,系好被套尾端开口处系带;折被筒,床尾余下部分塞于床垫下;更换枕套

整理:移回床旁桌椅;根据情况摇起床头和膝下支架,打开门窗、收拢隔帘等,推护理车离开病室

洗手

图4-10 卧床患者床单位操作流程

(三)注意事项

(1)床上用物定期更换,保持床单位整洁。铺床的基本要求为整洁、美观,患者感觉舒适、安全。

（2）大单中缝与床中线对齐，四角平整；枕头开口背门。

（3）注意节时、省力。

（4）对留置引流管道的患者更换床单，在护士的指导下，先从无引流管的一侧开始更换，必要时夹闭引流管，防止引流液倒流。

（四）相关知识

操作中的节力原则：①能升降的床，应将床升至方便铺床的高度，避免腰部过度弯曲或伸展，减少腰背损伤；②铺床时身体尽量靠近床边，上身保持直立，两腿间距与肩同宽，两膝稍弯曲，两腿前后或左右分开，以扩大支撑面，降低重心，增加身体稳定性；③操作时使用肘部力量，动作平稳有节奏；④避免无效动作，以减少铺床时间，节省体力。

多功能医用病床种类繁多，其设计基本以满足患者需求、减轻护理工作量为目的，如在旧式升降功能的基础上，配备输液架、输液泵、引流挂钩、便盆等，或增设了自动升降、可变角度、电子体重秤等智能化病床系统，可帮助卧床患者实现自主大小便、翻身、屈伸腿、照明、呼叫医务人员等目的，以及床上测量体重、坠床报警等。

小结

1. 头面部清洁是护理员照护患者的基本技能，本节着重描述了如何协助为生活不能自理的患者清洁头面部的操作要点，通过本节内容的学习，护理员能够掌握头面部清洁的操作方法，可以满足患者生理需求。

2. 口腔清洁是护理员照护患者的基本技能，本节着重描述了协助为患者清洁口腔的操作要点，通过本节内容的学习，护理员能够掌握口腔清洁的操作方法，能为患者安全、有效地清洁口腔。

3. 身体清洁是护理员照护卧床患者的基本技能，本节着重描述了如何为卧床患者进行身体清洁的操作要点，通过本节内容的学习，护理员能够掌握身体清洁的要点，可以满足患者基本生活需求。

4. 协助更衣是护理员照护患者的基本技能，本节着重描述了协助偏瘫卧床患者更换衣物的操作要点，通过本节内容的学习，护理员能够掌握协助更衣的要点，可以满足患者基本生活需求。

5. 床单位的准备与整理是护理员工作中常用且基本的操作之一，对保持病房整洁、安全、提升患者舒适度具有重要意义。

案例分析

王某,女,68岁,诊断为"脑梗死",偏瘫长期卧床,口腔有异味,义齿上有食物残渣。

请问:护理员小张在照护过程中如何为患者王某进行口腔清洁呢?如何在护士指导下协助为张某更衣呢?

同步练习

1.单选题

(1)头发打结时可使用什么进行湿润　　　　　　　　　　　　　　　(　　)

　A.清水　　　　　　　　　　　　B.30%酒精

　C.75%酒精　　　　　　　　　　D.90%酒精

(2)为老年患者刮胡子最好采用哪种剃须刀　　　　　　　　　　　　(　　)

　A.刮脸刀　　　　　　　　　　　B.电动剃须刀

　C.刀片　　　　　　　　　　　　D.剪刀

(3)浸泡义齿应选用哪种液体　　　　　　　　　　　　　　　　　　(　　)

　A.热水　　　　　　　　　　　　B.酒精

　C.冷水　　　　　　　　　　　　D.盐水

(4)暂不用的义齿泡于冷水杯中,清水需要　　　　　　　　　　　　(　　)

　A.每日更换　　　　　　　　　　B.每周更换

　C.每月更换　　　　　　　　　　D.不用更换

(5)擦浴的水温是多少　　　　　　　　　　　　　　　　　　　　　(　　)

　A.24~26摄氏度　　　　　　　　B.26~31摄氏度

　C.31~42摄氏度　　　　　　　　D.50~52摄氏度

(6)更换衣物的原则是　　　　　　　　　　　　　　　　　　　　　(　　)

　A.先脱患侧,先穿患侧　　　　　　B.先脱健侧,先穿健侧

　C.先脱患侧,先穿健侧　　　　　　D.先脱健侧,先穿患侧

2.判断题

(1)擦浴时不能只使用一盆水,因为擦洗过程中水温会降。　　　　　(　　)

(2)清洁会阴时,水盆应为专用的。　　　　　　　　　　　　　　　(　　)

(3)铺麻醉床时,应将盖被三折叠于靠门一侧。　　　　　　　　　　(　　)

(4)根据患者麻醉方式和手术部位铺橡胶单和中单的目的是防止呕吐物、分泌物或伤口渗液污染病床。　　　　　　　　　　　　　　　　　　　　　　(　　)

第二节 饮食照护

【学习目标】

1. 知识目标:熟悉协助患者进食水时的注意事项(重点)。

2. 技能目标:掌握为生活不能完全自理的患者经口喂食水的方法(难点)。

3. 素质目标:掌握基本饮食种类及治疗饮食种类。

（一）基础知识

（1）保证患者经口摄入营养均衡的各类食物,维持机体各器官功能,才能促进生长发育、组织修复、提高机体免疫力、预防疾病。当患者因疾病、手术、年老体弱等各种原因导致生活自理能力下降时,会出现不能自行拿取食物、不能自行进食等问题。此时护理员需协助完成患者的进食照护,帮助患者顺利完成经口进食的过程,满足人体所需的营养物质,保证身体的健康、预防疾病,减少疾病期间并发症的发生并促进康复。

（2）协助患者进食水是护理员照护患者的必备技能之一。护理员在协助患者进食前,需要对患者进行初步评估,判断患者需要照护的程度,给予适宜的帮助,在患者能力范围内,鼓励患者自行进食,提高自尊与自信,舒适感增加。当患者因各种原因无法自行进食时,则需要护理员给予经口喂食,以协助患者经由口获得身体所需的营养物质。

（二）操作流程

饮食照护流程见图 4-11。

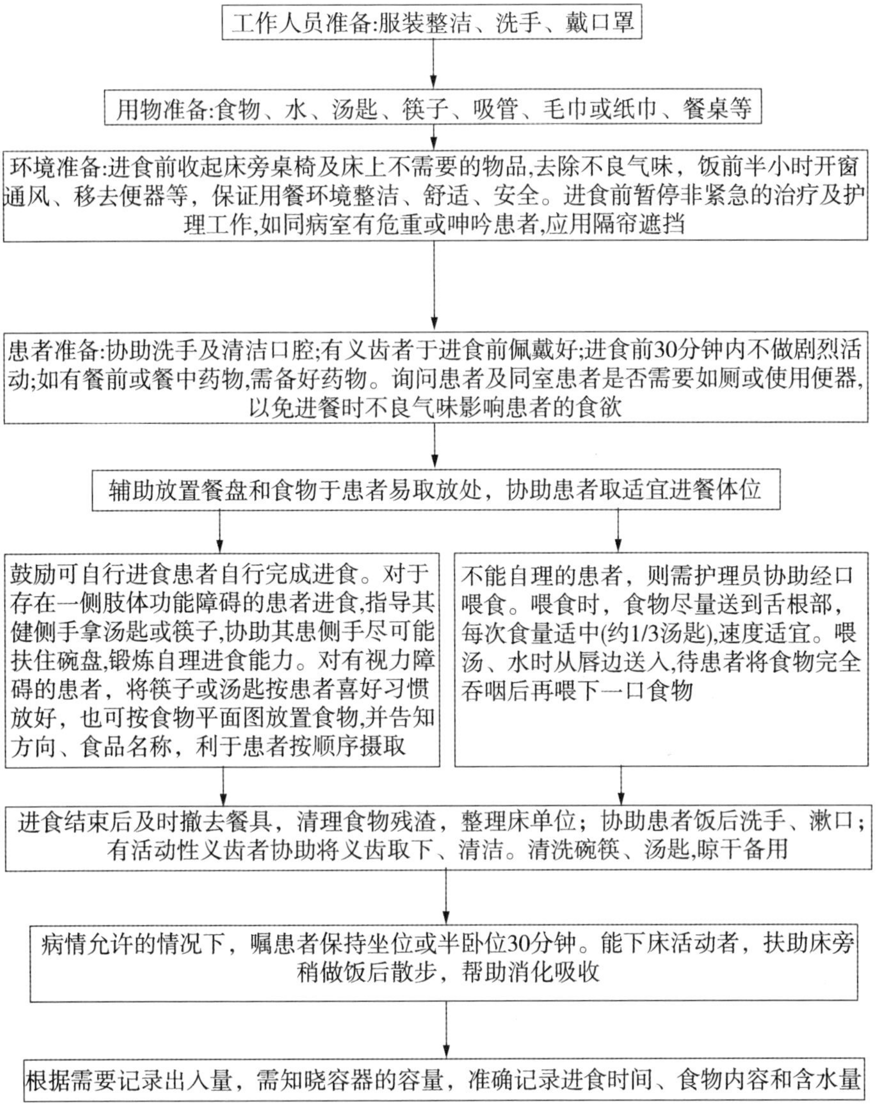

工作人员准备:服装整洁、洗手、戴口罩

↓

用物准备:食物、水、汤匙、筷子、吸管、毛巾或纸巾、餐桌等

↓

环境准备:进食前收起床旁桌椅及床上不需要的物品,去除不良气味,饭前半小时开窗通风、移去便器等,保证用餐环境整洁、舒适、安全。进食前暂停非紧急的治疗及护理工作,如同病室有危重或呻吟患者,应用隔帘遮挡

↓

患者准备:协助洗手及清洁口腔;有义齿者于进食前佩戴好;进食前30分钟内不做剧烈活动;如有餐前或餐中药物,需备好药物。询问患者及同室患者是否需要如厕或使用便器,以免进餐时不良气味影响患者的食欲

↓

辅助放置餐盘和食物于患者易取放处,协助患者取适宜进餐体位

↓

鼓励可自行进食患者自行完成进食。对于存在一侧肢体功能障碍的患者进食,指导其健侧手拿汤匙或筷子,协助其患侧手尽可能扶住碗盘,锻炼自理进食能力。对有视力障碍的患者,将筷子或汤匙按患者喜好习惯放好,也可按食物平面图放置食物,并告知方向、食品名称,利于患者按顺序摄取

不能自理的患者,则需护理员协助经口喂食。喂食时,食物尽量送到舌根部,每次食量适中(约1/3汤匙),速度适宜。喂汤、水时从唇边送入,待患者将食物完全吞咽后再喂下一口食物

↓

进食结束后及时撤去餐具,清理食物残渣,整理床单位;协助患者饭后洗手、漱口;有活动性义齿者协助将义齿取下、清洁。清洗碗筷、汤匙,晾干备用

↓

病情允许的情况下,嘱患者保持坐位或半卧位30分钟。能下床活动者,扶助床旁稍做饭后散步,帮助消化吸收

↓

根据需要记录出入量,需知晓容器的容量,准确记录进食时间、食物内容和含水量

图4-11　饮食照护流程

(三)注意事项

(1)保证手卫生和食物卫生,防止发生消化道感染甚至食物中毒。

(2)协助进食时动作轻柔,防止食物翻倒和外溢;对食欲差的患者,要多鼓励,以保证营养的摄入;随时协助患者擦拭口周,维护其自尊。

（3）进食时不催促患者，防止发生噎食；进食时间不宜过长，如患者劳累可适当休息后再进食。

（4）喂食过程注意观察患者有无呛咳，勿发生误吸。有呛咳时要暂时停止喂食，防止误吸，特别是为有吞咽障碍的患者喂食时应尤其注意。

（5）注意食物温度，勿发生烫伤口腔黏膜等情况；如患者为口腔、咽喉及胃部疾病，勿摄入过热的饮食。

（6）特殊饮食或治疗性饮食须遵医嘱给予，勿发生错误而耽误患者的检查或治疗。

（四）相关知识

1. 基本饮食种类

（1）流质饮食：主要有乳制品、豆浆、米汤、稀藕粉、果汁、菜汁等液态食物。

（2）半流质饮食：主要有汤面、米粥、蒸鸡蛋羹、豆腐、碎菜叶等无须咀嚼、纤维素少、易吞咽的食物。

（3）软质饮食：主要有软米饭、烂面条、馄饨、切碎煮烂的菜和肉、去皮去籽煮过的水果等软烂、易于咀嚼和吞咽的食物。

（4）普通饮食：易消化、无刺激性的一般食物。

2. 治疗饮食种类

（1）高热量高蛋白膳食：此类膳食的热能及蛋白质含量均高于正常人膳食标准，通常是在基本饮食的基础上增加含蛋白的食物，加餐2次。如牛奶、豆浆、鸡蛋、藕粉、鱼、肉等。适用于严重营养缺乏的患者或手术前后的患者。

（2）低蛋白饮食：此种膳食较正常膳食中的蛋白质含量低，目的是尽量减少体内氮代谢产物，减轻肝、肾负担。蛋白质供给遵医嘱，成人饮食中蛋白质含量每天不超过40克，根据病情可减至每天20～30克；应多补充蔬菜和含糖量高的食物，以维持正常热量。

（3）限脂肪、限胆固醇膳食：控制总能量，减少饱和脂肪酸、多不饱和脂肪酸和胆固醇的摄入，同时适量增加单不饱和脂肪酸的摄入。饮食应清淡、少油，禁用或少用肥肉、蛋黄、动物内脏、脑、鱼子、动物油等，以蔬菜、水果、鱼和鸡肉、脱脂奶类和豆类为首选。适用于高胆固醇血症、高脂血症、动脉粥样硬化、高血压、冠心病等患者。

（4）低盐膳食：指根据病情限制膳食中钠的含量，以减轻由于水、电解质代谢紊乱而出现的水、钠潴留。适用于肝硬化腹水、心脏病、肾病、重度高血压但水肿较轻的患者。每日食盐量<2 克,禁用腌制食品,如咸菜、皮蛋、火腿、香肠、咸肉、虾米等。

(5)少渣饮食:是含极少量膳食纤维和结缔组织的易于消化的膳食,目的是减少膳食纤维对消化道的刺激和梗阻,减少粪便的数量和粪便运行。肉类选择嫩而无皮的瘦肉,水果、蔬菜去皮、去籽,可选择果汁、菜汁。

(6)糖尿病膳食:是医生根据患者身高、体重、性别、年龄、体力活动、有无并发症等计算每日摄入总热量。热量分配一般为早餐占 1/5、中餐占 2/5,晚餐占 2/5,每餐饮食配置时注意脂肪、蛋白质、粗粮主食、豆类、蔬菜、水果均衡搭配。

3. 了解食物含水量   了解食物含水量,可以帮助护理员协助护士对患者的出入量进行准确的记录,以掌握患者的疾病状态、治疗效果。

小结

本节着重描述了协助患者进食的操作步骤,希望护理员通过本节内容的学习能够掌握协助进食的方法。

在协助患者进食前,应认真评估者的自理能力及心理状态,在进食过程中提供适宜的、恰当的、及时的帮助,要善于观察患者的反应。特别是有吞咽障碍的患者,需严格操作流程,喂食过程不说笑、不催促,掌握好进食的速度和每一口食物的量,防止发生误吸。

通过协助患者进食了解患者对食物的喜好、有无偏食、是否注意饮食卫生、有无不良的饮食习惯,鼓励患者自行进食,提高自理能力。

护理员还需掌握食物的分类及食物的含水量,才能正确指导患者按医嘱合理选择食物的种类,同时协助患者准确记录出入量。

案例分析

李某,女,82 岁,支气管哮喘 10 年。近 1 周出现发热、咳嗽、痰多等症状,以"肺部感染"为诊断收入呼吸内科住院治疗。老人因身体虚弱、乏力不能下床取饭,不能自行进食。

请问:护理员小张应如何在护士的指导下帮助患者取饭并协助其进食?

同步练习

1. 单选题

经口喂食时,每次喂食的量大约是   (   )

A. 一汤匙   B. 1/2 汤匙   C. 1/3 汤匙   D. 1/4 汤匙

2. 判断题

(1)喂食过程中患者出现呛咳时需要暂时停止喂食。 （　）

(2)防止发生消化道感染甚至食物中毒的有效方法是保证手卫生和食物卫生。

（　）

第三节　排泄照护

【学习目标】

1. 知识目标：掌握正常大小便与异常大小便的照护要点。

2. 技能目标：①掌握协助患者如厕的操作流程；②掌握异常大小便的处理流程。

3. 素质目标：及时发现患者排尿、排便问题，提供相应的照护，保证患者清洁舒适。

一、如厕照护

（一）基础知识

1. 概述　上厕所排便是人的基本能力之一，顺利上厕所排便既满足了患者的生理需求，又维护了患者的自尊，同时又可以训练和提高患者的自理能力。对于因疾病、手术等原因导致身体虚弱或肢体功能障碍致不能自行使用便器或上厕所的患者，护理员应在此时提供适宜的帮助，如扶患者上厕所或使用床上便器等，使其顺利排出粪便和尿液。如厕照护是护理员的一项重要工作内容，在协助如厕过程中，需指导患者起床、行走时的注意事项，避免摔倒等意外事件的发生；同时观察患者排便是否顺畅及大小便的性质和量，为临床治疗提供依据。

2. 目的　使患者安全、顺畅地排出粪便，提高舒适度。

3. 安全提示

(1)评估患者的如厕能力，提供适宜的帮助。

(2)协助如厕过程保障患者安全，预防跌倒发生。

(3)安全使用便器，防止发生压疮或擦伤。

（二）操作流程

如厕照护流程见图4-12。

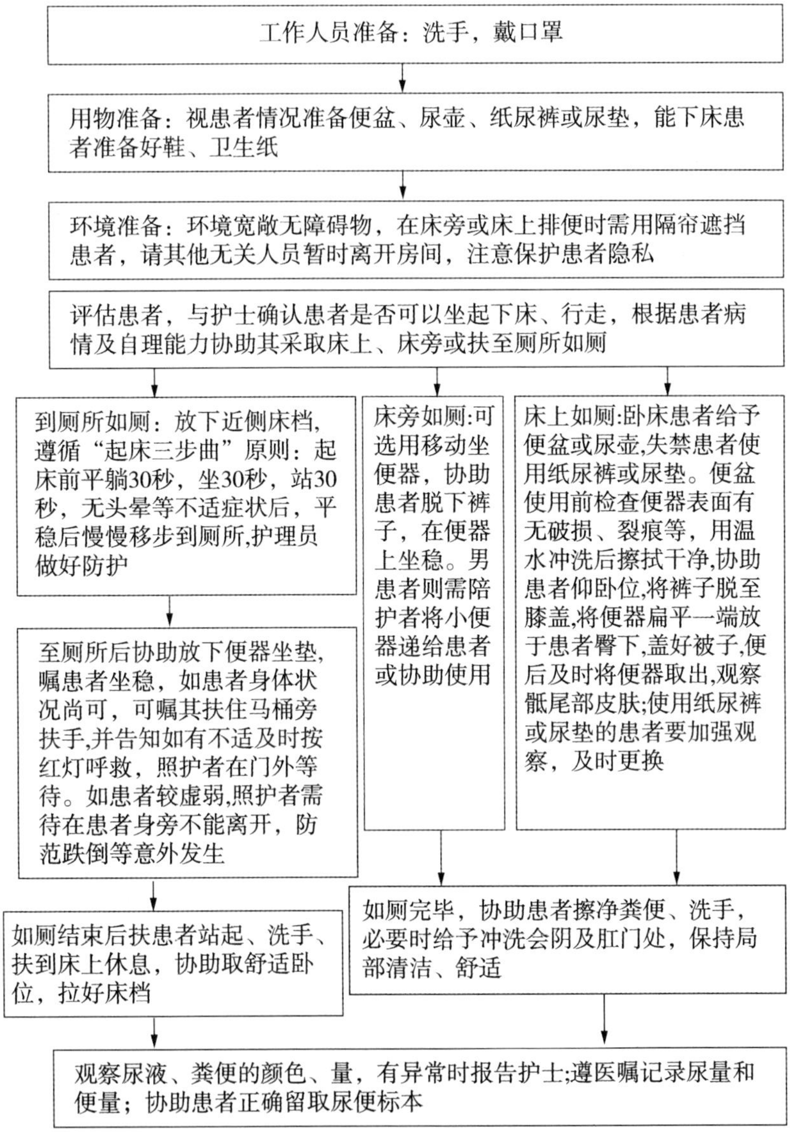

工作人员准备：洗手，戴口罩

用物准备：视患者情况准备便盆、尿壶、纸尿裤或尿垫，能下床患者准备好鞋、卫生纸

环境准备：环境宽敞无障碍物，在床旁或床上排便时需用隔帘遮挡患者，请其他无关人员暂时离开房间，注意保护患者隐私

评估患者，与护士确认患者是否可以坐起下床、行走，根据患者病情及自理能力协助其采取床上、床旁或扶至厕所如厕

到厕所如厕：放下近侧床档，遵循"起床三步曲"原则：起床前平躺30秒，坐30秒，站30秒，无头晕等不适症状后，平稳后慢慢移步到厕所，护理员做好防护

床旁如厕:可选用移动坐便器，协助患者脱下裤子，在便器上坐稳。男患者则需陪护者将小便器递给患者或协助使用

床上如厕:卧床患者给予便盆或尿壶，失禁患者使用纸尿裤或尿垫。便盆使用前检查便器表面有无破损、裂痕等,用温水冲洗后擦拭干净,协助患者仰卧位,将裤子脱至膝盖,将便器扁平一端放于患者臀下,盖好被子,便后及时将便器取出,观察骶尾部皮肤;使用纸尿裤或尿垫的患者要加强观察，及时更换

至厕所后协助放下便器坐垫，嘱患者坐稳，如患者身体状况尚可，可嘱其扶住马桶旁扶手，并告知如有不适及时按红灯呼救，照护者在门外等待。如患者较虚弱，照护者需待在患者身旁不能离开，防范跌倒等意外发生

如厕结束后扶患者站起、洗手、扶到床上休息，协助取舒适卧位，拉好床档

如厕完毕，协助患者擦净粪便、洗手，必要时给予冲洗会阴及肛门处，保持局部清洁、舒适

观察尿液、粪便的颜色、量，有异常时报告护士;遵医嘱记录尿量和便量；协助患者正确留取尿便标本

图 4-12　如厕照护流程

（三）注意事项

（1）提醒患者如厕时不能将厕所门锁死，如有异常情况方便工作人员进入施救。

（2）协助患者床旁如厕时，不能离开患者，要始终在旁边扶持，避免意外发生，保证安全。

（3）护理员要掌握正确的便盆使用方法，注意取放时抬高患者臀部，切忌拖、拉便器或坐盆时间过长导致患者臀部擦伤或压疮发生。

（4）使用纸尿裤或尿垫的患者及时做好更换，保持局部皮肤清洁干燥；做好大便失禁患者肛周皮肤的护理，减少失禁性皮炎的发生率。

（四）相关知识

1. 排尿观察　一般观察包括小便的量、颜色、气味和患者排尿的频次。

（1）尿量：正常成人 24 小时尿量为 1 000～2 000 毫升，平均在 1 500 毫升左右。尿量的多少受多种因素影响，如与摄入的液体量相关，大量出汗或腹泻也导致尿量减少。如果 24 小时尿量超过 2 500 毫升为多尿，24 小时少于 400 毫升或每小时尿量少于 17 毫升为少尿，24 小时少于 100 毫升或 12 小时内无尿液产生为无尿，均为尿量异常。

（2）尿色：正常尿的颜色为淡黄色至深褐色，澄清、透明。如出现尿液混浊有絮状物、血尿或尿的颜色呈浓茶色或酱油色均为异常。

（3）尿的气味：正常尿液的气味来自尿液中的挥发性酸，也受食物影响，如食用大蒜、大葱后会产生特殊气味。长时间放置后可出现氨臭味，糖尿病酮症酸中毒时为烂苹果味。

（4）排尿频次：排尿频次因个体差异会有些不同，与个人的膀胱容量、液体摄入量相关。一般成人日间排尿 3～5 次、夜间 0～1 次。如果排尿间隔小于 1.5 小时或大于 12 小时应考虑是否发生异常。

2. 排便观察　正常粪便是黄褐色、成型，婴儿的粪便呈黄色或金黄色。正常粪便因含有蛋白质分解产物而有臭味，食肉者味重、食素者味轻。病理状况下，颜色气味会发生不同的变化。成年人每日排便 2～3 次，或者每周排便 1～3 次均属于正常范围。婴儿的排便次数较成年人多，每日 3～5 次。成年人如果每周少于 1 次或每日多于 3 次，都可以认定为排便异常。

3. 大小便常规标本采集

（1）尿常规标本采集：是针对所有住院患者常规检查的一项标本采集技术。

1)目的:是为了检查尿液的酸碱度、尿比重、尿糖、酮体、尿红细胞、白细胞、尿胆原、尿蛋白、胆红素等,以了解患者生理状态并对疾病诊断起辅助作用。

2)方法:取早晨起床后第一次小便。协助患者留取中段尿(先尿出的一段弃之),约10毫升留取在尿标本瓶内,盖好瓶盖,到护士站交于护士,存放至标本台,待综合保障中心人员收取送检。

3)注意事项:①尿液标本必须新鲜,并按要求留取。②尿液标本应避免经血、白带、精液、粪便等混入,此外还应注意避免烟灰、便纸等异物混入。③标本采集后应尽快送检,最好不要超过2小时。

(2)粪便常规标本采集:该检验结果可有效评估患者的消化系统功能,为协助诊断、治疗疾病提供可靠依据。

1)目的:用于检测粪便的性状、颜色、细胞等。

2)方法:取新鲜粪便装入集便器内,标本量为蚕豆大小,将盒盖严,到护士站交于护士,存放至标本台,待综合保障中心人员收取送检。

3)注意事项:①常规标本取异常部分,如有脓、血、黏液部分。②潜血标本取异常部分,特别是有血液部分。③特殊标本需遵医嘱执行。④盛放粪便标本的容器必须有盖,有明显标记。⑤不应留取尿壶或混有尿液的便盆中的粪便标本,也不可混入植物、泥土、污水等异物。不应从卫生纸或衣裤、纸尿裤等物品上留取标本,不能用棉签有絮段挑取标本。

4. 正确使用便器 在递送便盆时,注意将扁平端朝向患者头部方向,高窄端朝向患者脚的方向,防止方向错误导致硌伤患者皮肤。

对于卧床者,如果患者可以屈膝、足部用力,可指导其将臀部完全抬高,将便盆平放于臀下;也可以协助患者侧卧,将便盆紧贴于患者臀部,手扶便盆一侧下压便盆,并协助平卧。

便盆取出时需将床头摇低,指导患者双腿用力,抬高臀部后将便盆平移取出;或协助患者向对侧翻身后取出。翻身时注意扶住便盆,防止侧翻,污物溅出。

二、排尿异常照护

(一)基础知识

1. 概述 正常成年人能够自主控制尿液的排出,即使是卧床患者,也能表达排便需求,但随着年龄的增大或患病时,患者会有不同程度的遗尿、漏尿、尿失禁或尿潴留的现象。及时帮助不能自理的患者解决排尿问题,保持会阴部清洁,缓解因非正常排尿给患者带来的生理和心理上的压力与不适是护理员的一项重要工作。护理员在照护患者时,需根据患者异常排尿的状况,及时提供适宜的帮助,同时注意保护患者的隐私及自尊,并告知患者必要的康复方法及心理支持,促进康复。

2. 目的　协助护士及时解决患者的各种排尿问题,同时做好生活护理,保持床单、尿垫、会阴部清洁等,减少不良刺激,使患者感觉舒适,减少并发症的发生。

3. 安全提示

(1)主动巡视,了解患者排尿状况,及时提供适宜帮助,减少患者憋尿或尿床现象发生。

(2)及时清理尿渍,更换潮湿的床垫、床单等,防止尿液长时间对皮肤刺激导致失禁性皮炎、压疮的形成。

(3)进行会阴护理时,注意保护患者隐私,避免患者受凉。

(4)更换床单时注意规范使用床档,做好防护,防止坠床。

(二)操作流程

1. 排尿异常患者照护流程　排尿异常包括尿失禁、排尿困难等,照护者需根据患者的具体情况给予适宜的方式,有效解决患者的问题,提高舒适度(图4-13)。

2. 患者发生尿湿衣裤和床单后照护流程

(1)更换衣裤及床单位照护流程见图4-14。

掌握患者排尿状态:评估患者排尿异常的状态,了解患者排尿习惯,有针对性地提供照顾。对于卧床的老年患者以及行动不便者,要主动询问,及时提供帮助

提供适宜环境:为患者制造一个有利于排尿的环境,注意遮挡以避免寒冷和羞耻感。对于尿频患者,安排床位应靠近厕所,必要时将便器置于床旁,方便患者使用

个性化措施:对排尿控制力差的患者要经常提醒如厕,或隔2~3小时提供一次便器,及时排空膀胱,减少因尿频或尿急导致尿床现象发生;对经诱导仍不能排尿的尿潴留患者要及时告知护士给予导尿,缓解患者的紧张不适感;对于压力性尿失禁患者,嘱其避免咳嗽、大笑、打喷嚏等增加腹压的刺激,减少因腹压突然升高而发生尿失禁的现象

皮肤护理:尿失禁导致会阴部、臀部潮湿,尿中分解的氨刺激会阴部皮肤出现发红破皮、皮疹甚至失禁性皮炎破溃,一旦伤口产生,在潮湿环境下易引起感染;留置导尿管则因尿道口易污染、损伤而继发感染。所以应保持患者会阴部皮肤清洁干燥、去除不良气味。尿湿后均需及时更换尿垫、床单,用清水擦洗会阴及周围皮肤;皮肤表面可涂油剂保护,如凡士林等

告知饮水的重要性:尿失禁患者一般对饮水有顾虑,认为多喝水会增加排尿的次数,往往自行限制液体的摄入,从而导致尿量减少,发生尿路感染,加重尿失禁。加强患者多饮水宣教,每日白天摄入2 000~3 000毫升,入睡前限制饮水,减少夜间尿量,以免影响病人休息

功能训练:训练患者有意识地控制排尿,指导其收缩或收紧会阴部肌肉,两次收缩之间放松一次,收缩时像憋尿,放松时像排尿一样,以增强会阴部肌肉的力量

鼓励与安慰:理解患者,尽量安慰患者,使其树立信心,配合治疗和护理,促进康复;告知患者有尿意时及时寻求帮助,切不可憋尿,憋尿时间过长会出现尿潴留或发生尿失禁

图4-13 排尿异常患者照护流程

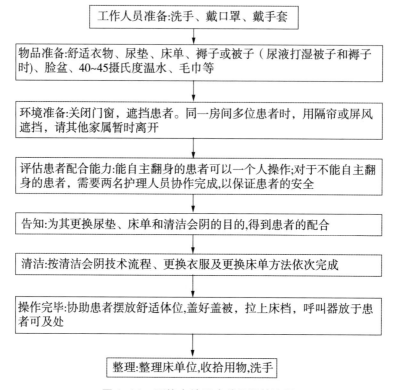

工作人员准备:洗手、戴口罩、戴手套

物品准备:舒适衣物、尿垫、床单、褥子或被子（尿液打湿被子和褥子时)、脸盆、40~45摄氏度温水、毛巾等

环境准备:关闭门窗，遮挡患者。同一房间多位患者时，用隔帘或屏风遮挡，请其他家属暂时离开

评估患者配合能力:能自主翻身的患者可以一个人操作;对于不能自主翻身的患者，需要两名护理人员协作完成，以保证患者的安全

告知:为其更换尿垫、床单和清洁会阴的目的,得到患者的配合

清洁:按清洁会阴技术流程、更换衣服及更换床单方法依次完成

操作完毕:协助患者摆放舒适体位,盖好盖被，拉上床档，呼叫器放于患者可及处

整理:整理床单位,收拾用物,洗手

图4-14 更换衣裤及床单位照护流程

（2）注意事项:①尿湿衣裤、床单时及时更换,减少尿渍对患者皮肤的刺激,促进舒适。②做好安全防护,一人更单时,操作者对侧规范使用床档保护;双人操作时,两人分别站在患者的两侧,一人换单,另一人在对侧扶住患者给予保护,防止坠床发生。③翻身前妥善安置患者身上的各种管路,避免牵拉,防止发生脱管。④翻身、换单时应动作轻柔,操作过程中注意遮挡、安慰患者,避免拖、拉、拽等粗暴动作,防止发生皮肤损伤。

3.诱导排尿患者照护流程　当部分患者因不习惯在床上排尿,而出现尿不出尿的现象时,需要护理员在护士指导下采取诱导排尿的方法促使患者排尿,避免患者因长时间憋尿导致尿潴留的发生。

（1）诱导排尿患者照护流程见图4-15。

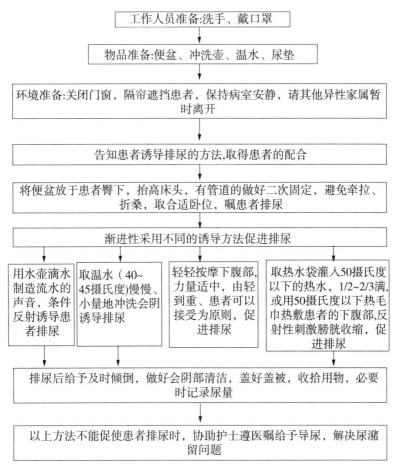

图4-15 诱导排尿患者照护流程

（2）注意事项：①需在护士指导下选择和完成诱导排尿的时机和方法。②诱导排尿时注意遮挡患者，保护隐私。③经诱导仍不能排尿时及时报告护士。

4.留置导尿管患者照护流程 患者因尿失禁、尿潴留、疾病状态或手术等原因需留置导尿管，护理员需了解留置导尿管的照护重点，协助护士做好导尿管的保护和尿量的观察与计量（图4-16）。

妥善固定导尿管:用胶布将导尿管固定在患者大腿内侧,导尿管无牵拉,尿袋悬挂于床旁。翻身和下床时先将导尿管放在合适位置后再改变体位,防止尿管牵拉脱出

保持尿管通畅:经常查看导尿管状态,保持引流通畅,避免牵折叠、压迫、扭曲、堵塞等情况发生

预防感染:病情允许情况下鼓励患者每日摄入2 000毫升以上水分（包括口服和静脉输液等）；注意提尿袋时不宜超过耻骨联合,防止尿液倒流,协助患者每日清洁会阴部,女患者每天冲洗2次,大便后及时清洗肛门周围,防止发生逆行感染;定时或尿液过多时及时倾倒并记录尿量

观察尿液的颜色和量:正常情况下尿的颜色为淡黄色或深褐色,澄清、透明；每天尿量应维持在2 000毫升以上,如有异常及时报告护士

图 4-16　留置导管尿患者照护流程

(三)相关知识

1.尿失禁　指排尿失去意识控制或不受意识控制,尿液不自主地流出的现象。尿失禁一般分为4 种类型。

(1)持续性尿失禁:尿液持续从膀胱流出,膀胱处于空虚状态。

(2)充溢性尿失禁:由于各种原因使膀胱排尿困难,引起尿液潴留,膀胱过度充盈,造成尿液从尿道不断溢出。

(3)急迫性尿失禁:由于各种原因引起的膀胱收缩不受限制,使患者反复的低容量不自主排尿,常伴有尿频和尿急。

(4)压力性尿失禁:患者平时尚能控制排尿,当有咳嗽、喷嚏、大笑、举重时导致腹压突然增高时,出现不自觉地排尿。

2.尿潴留　指尿液大量存留在膀胱内而不能自主排出,常常由排尿困难发展到一定程度引起,患者自诉下腹胀痛,排尿困难。检查下腹部可扪及充满尿液的膀胱,患者可频繁地小量排尿或无尿排出。

三、排便异常照护

(一)基础知识

1.概述　成年人每天排便1～3 次,婴幼每天排便次数较成年人多,每天

3~5次。成年人如果每周少于3次或每天多于3次,都可以认定为排便异常。

正常成人粪便呈黄褐色或棕黄色,成型软便不粘连,婴儿的粪便呈黄色或金黄色。正常粪便因膳食种类而异,食肉者味重、食素者味轻。病理状况下,颜色、气味会发生不同的变化。

排便异常在临床上常以便秘、腹泻和大便失禁等形式表现出来。当卧床患者出现以上问题时,护理员要提供针对性的照护,及时帮助患者解决排便问题,避免粪便不能及时清理对患者造成的不良刺激,做好大便失禁患者肛周皮肤的护理,减少失禁性皮炎的发生。同时要注意在协助患者使用便盆时,要掌握正确的使用方法,避免拖、拉、拽等粗暴手法,导致患者皮肤出现擦伤、压伤。

2. 目的 患者发生排便问题时能得到及时、适宜的照顾,提高患者舒适度,减少相关并发症的发生。

3. 安全提示

(1)便秘的患者,嘱其避免用力大便,防止晕厥、猝死等的发生。

(2)床上使用便器时应掌握正确的使用方法,避免拖、拉、拽,防止擦伤或压伤皮肤。

(3)清洁肛周时,选用软质卫生纸或毛巾,湿润后擦拭,防止卫生纸过硬、干燥导致清洁不彻底或划伤肛周皮肤。

(二)操作流程

1. 便秘患者照护流程 便秘指正常的排便形态改变,排便次数减少,排出过干、过硬的粪便,且排便不畅、困难或常有排便不尽感,是卧床患者及老年人容易发生的问题。

老年、体质虚弱又卧床的患者,其肠蠕动减慢,直肠对粪便刺激敏感性下降,粪便在肠内停留过久,水分被吸收过多,粪便干燥不能排出,通过以下措施可协助患者顺利排便。

(1)定时排便训练:协助并鼓励患者每日晨起或餐后两小时内练习定时排便,即使无便意,亦可稍等,因晨起后易引起胃、结肠反射,此刻训练排便,易建立条件反射,日久可养成定时排便的好习惯。排便时应全心全意,不宜分散注意力,如看手机、看书等。

(2)鼓励适当运动促进胃肠蠕动:病情允许时辅助患者参加力所能及的运动,可增加直肠血供及肠蠕动,以利于排便,如保持膝部伸直做收腹抬腿及仰卧起坐动作。指导患者做提肛收腹运动,或顺肠蠕动的方向做腹部按摩,以肚脐为中心顺时针方向转圈按摩腹部,力度适中,每次不少于30圈,每日数次,以增强胃肠蠕动能力。

(3)指导合理饮食:鼓励患者多摄取可促进排便的食物,如蔬菜、水果、豆类、粗粮等高纤维食物;少食辛辣刺激食物;多饮水,病情允许时每日液体摄入量应不少于2 000毫升,尤其是每日晨起或餐前饮一杯温开水,促进肠道蠕动,刺激排便反射。

(4)液体摄入:水分可增加肠内容物容积,刺激胃肠蠕动,并能使大便软化。每天至少保证饮水量为1 500～2 000毫升,因长期卧床、活动减少致肠蠕动减慢时应增加饮水量,每日2 000～3 000毫升,可喝些淡盐水或蜂蜜水。每天清晨最好空腹饮一杯水,空腹饮水对排便有刺激作用,能反射性地引起排便。

(5)提供适当的排便环境:为患者提供单独隐蔽的环境及充裕的排便时间,合理使用围帘,避开查房、治疗及进餐时间。卧床患者床上使用便盆时,除非有特别禁忌,最好采取坐姿或抬高床头,利用重力作用增加腹内压促进排便。大便后开窗通风,使房间空气清新,减少患者心理压力。

(6)协助排便:如果因大便干燥患者不能自行排便时,嘱患者不要过于用力,避免发生心脑血管意外。可遵医嘱给予开塞露置肛,软化粪便,润滑肠壁,刺激肠蠕动促进排便。必要时遵医嘱给予灌肠。

2. 大便失禁患者照护流程 大便失禁是指肛门括约肌不受意识的控制而不自主地排便。通过以下照护措施可缓解患者紧张情绪,减少粪便对皮肤的刺激及不良气味对身体和心理的影响。

(1)掌握患者排便规律,做好排便准备:主动观察了解患者排便规律,提前给患者准备好便器,尽量减少不自主排便情况发生。一般患者会在饭后排便,可在饭后协助患者使用便器。如果患者排便时间无规律可循,则每隔2～3个小时,协助患者使用一次便盆。

(2)排便训练:指导患者在使用便盆时试图自己解大便,有助于帮助患者恢复括约肌的功能。如果病情允许,可扶患者到厕所或使用床旁便器,用正常人排便的方式,在护士指导下教会患者进行肛门括约肌及盆底肌肉收缩锻炼,每次锻炼20～30分钟,每日数次。以患者感觉不疲乏为宜。

(3)摄食、摄水指导:照护者要主动安慰、帮助患者,协助患者正常饮水吃饭,指导患者不能因大便失禁而主动减少水和食物的摄入,告知减少食物及水的摄入会导致便秘的发生。

(4)正确使用便器:在递送便盆时,注意将扁平端朝向患者头部方向,高窄端朝向患者脚的方向,防止方向错误导致硌伤患者皮肤。对于卧床者,如果患者可以屈膝、足部用力,可指导其将臀部完全抬高,将便盆平放于臀下;也可以协助患者侧卧,将便盆紧贴于患者臀部,手扶便盆一侧下压便盆,并协助平卧。便盆取出时需将床头摇低,指导患者双腿用力,抬高臀部后将便盆平移取出;或协助患者向对侧翻身后取出。翻身时注意扶住便盆,防止侧翻,污物溅出。

(5)体位要求:如无禁忌证,在护士指导下,将床头摇高接近坐位,查看患者臀部是否放置于便盆中间。评估患者能否自行坐稳。如可以自行坐稳,护理员可暂时离开,离开前将呼叫器交至患者手中,拉起床档;如不能自行坐稳,护理员不可离开。

(6)皮肤护理:便后,协助患者用软质卫生纸擦净粪便,再用湿热毛巾擦净肛门及周围皮肤,保持皮肤的清洁干燥;在肛周皮肤上涂抹保护性软膏,减少大便对皮肤的不良刺激,降低失禁性皮炎的发生。

(7)床单位清洁:保持床褥、衣服清洁,定时开窗通风,保持室内空气清新。患者每次排便后及时清洁,保持局部清洁干燥;为防止粪便污染床单,可使用一次性尿垫,隔离污渍的渗透;床褥及衣物有污渍时及时更换,防止褶皱、潮湿、污渍的刺激,使皮肤抵抗力下降,出现压疮。

(8)粪便的观察:排便异常的表现为排便次数的增多;大便的性状改变,如水样便、蛋花样便、脓血便等。照护者在协助患者排便时需注意观察,有异常时及时报告医生、护士。同时,正确记录大便次数、量、形状、颜色、气味等,并及时送检大便标本。

(三)相关知识

1. 开塞露的使用方法

(1)告知患者使用开塞露帮助排便的目的,取得配合。协助患者臀下垫尿垫,褪去衣物,取左侧卧位,膝盖弯曲。

(2)使用前将开塞露直管部尖端剪断,注意修剪管口,使其圆润,避免划伤或扎伤者肛周黏膜。

(3)照顾者站在患者右侧,取卫生纸备用,用左手分开患者臀部,露出肛门;右手捏挤出开塞露球部内的药液少许,润滑管口及肛门,待开塞露直管部全部插入肛门内后,将球部药液全部挤净后拔出,嘱患者保留5~10分钟后排便。

(4)将便盆放于患者臀部下,待大便排出后及时清除粪便,清理肛周皮肤,协助患者取舒适卧位。

(5)如仍不能排出大便,采取人工协助排便法。

2.人工协助排便法 人工协助排便的方法适用于干硬的粪石已进入直肠末端,患者无力排出。

(1)告知患者人工协助排便的方法和目的,取得配合。

(2)协助患者取侧卧位、蹲位或跪俯卧位,暴露臀部,臀下垫尿垫。

(3)照顾者戴手套,并在手套外层涂液状石蜡,用右手示指缓缓插入肛门,当触及大便硬结时,小心将大便挖出。整个过程动作一定要和缓,避免损伤肛周及直肠黏膜。

(4)粪石取出后可能还会有软便排出,因此要备好便盆方便使用。

(5)及时清理粪便,协助做好肛周护理,提高患者舒适度。

小结

患者在疾病过程中常常发生各种原因致使活动限制或肢体制动,此时协助患者如厕、解决患者生理需要、提高患者舒适则是护理人员的一项重要生活护理内容。本节着重描述了协助患者如厕前应正确评估患者的病情、自理能力,根据患者的情况提供适宜的帮助,同时保障患者安全。希望通过本节内容的学习,护理员能够正确协助患者采取适宜的方式如厕,知晓并熟练掌握排便异常患者的照护技能,有针对性地提供解决的办法,提高患者的舒适度,避免并发症的发生,促进患者康复。

案例分析 ▶

崔某,女,68岁,突发脑梗死入院。护士小陈在行入院身体评估时发现其膀胱涨满,经诱导等措施不能自行排尿,告知医生后遵医嘱给予导尿。两天后拔出导尿管,但患者又出现尿液不自主尿道口流出,经常尿湿裤子和床单。护理员小张经常提醒老年人定时排尿,当发现尿湿衣裤时及时给予更换。患者自感羞愧,但又不能自我控制。

请问:①护理员给患者更换尿湿的衣裤和床单时应注意什么? ②当发现老年人有尿尿不出时可采取哪些方法诱导排尿?

同步练习 ▶

1.单选题

(1)为预防泌尿系统感染,需鼓励卧床患者多饮水,正确的饮水量是　　　　　（　　）

    A.1 000~2 000毫升　　　　　　　B.2 000~3 000毫升

    C.3 000~4 000毫升　　　　　　　D.4 000~5 000毫升

(2)以下哪种诱导排尿的方法是不正确的　　　　　　　　　　　　　　　（　　）

    A.听流水声　　　　　　　　　　　B.温水冲会阴

    C.用力按压患者腹部　　　　　　　D.热水袋敷下腹部

(3) 以下哪种尿液的颜色是不正常的 （　　）

 A. 澄清、透明   B. 深褐色

 C. 淡黄色   D. 浓茶色

(4) 不正确使用便盆可能导致以下哪些安全问题 （　　）

 A. 跌倒   B. 失禁性皮炎

 C. 皮肤擦伤   D. 排便不畅

(5) 协助并鼓励患者训练排便的最佳时间是什么时候 （　　）

 A. 晨起   B. 午后

 C. 睡前   D. 饭后

(6) 便秘发生的原因是 （　　）

 A. 吃富含纤维的食物   B. 多饮水

 C. 卧床   D. 活动

2. 判断题

(1) 患者如厕过程中常易发生跌倒。 （　　）

(2) 常规尿标本留取时间为晨起第一次小便。 （　　）

(3) 尿失禁会导致失禁性皮炎的发生。 （　　）

(4) 给患者翻身、换床单时，为防止发生皮肤损伤，应避免拖、拉、拽等粗暴动作。

                    （　　）

第四节　睡眠照护

【学习目标】

1. 知识目标：掌握为患者营造睡眠环境和促进睡眠的方法。

2. 技能目标：掌握有助于睡眠的护理要点。

3. 素质目标：能发现患者睡眠异常情况并知晓解决要点，及时通知医护人员。

（一）基础知识

1. 概念　睡眠是一种周期发生的知觉的特殊状态，由不同时相组成，对周围环境可相对地不做出反应。

2. 目的　护理员如能够及时识别异常睡眠的变化以及伴随症状，及时通知护士和医生，可为医务人员诊断处理疾病提供重要的线索。

3. 安全提示

（1）睡眠是人体的基本生理需要，是人类赖以生存的必要条件，更是患者健康的必要因素。人每天大约有1/3的时间在睡眠中度过，所以保证充足

的睡眠是人体活动不可缺少的部分。

(2)充足的睡眠可以帮助患者消除疲劳,保护大脑神经细胞的生理功能,稳定神经系统的平衡,延缓衰老。如果长期失眠或睡眠不足,会加速神经细胞的衰老和死亡。所以高质量、有规律的充足睡眠,有助于患者的健康和长寿。

(3)环境的舒适程度也与患者的身心健康和疾病的康复有密切的联系。宽松、和谐、舒适的生活环境可使患者身心愉快、提高睡眠质量;同时还可增强战胜疾病的信心。患者休养的环境应做到安静、整洁、光线充足、空气流通、房间温度和湿度适宜。

(二)操作流程

1. 准备工作

物品:水盆、热水、毛巾、枕头、棉垫、呼叫器、便盆等。

环境:安静。

护理员:衣帽整洁,洗净并温暖双手,听取患者睡眠习惯和要求。

2. 环境照料　向患者解释→征得同意后→打开门窗→通风半小时左右→室内物品放置合理→关闭门窗→拉上窗帘、关上电视或收录机。

3. 整理床单位　打开床铺→铺好被子→拍松枕头→根据患者习惯调节枕头高度→依季节增减盖被→呼叫器放在枕旁→急救药品放于易于拿取的地方→依患者病情放好便器。

4. 睡前个人卫生　协助患者漱口→刷牙→热水倒于水盆内→调节水温→解开患者领口和袖口→洗脸→洗手→换脚盆→洗足部(冬天可用热水泡脚)→协助排便(必要时)→更换水盆→洗会阴部、臀部→扶助患者脱衣上床入睡→协助患者取平卧位或侧卧位→关闭房间大灯→根据习惯打开壁灯。

(三)注意事项

①随时观察患者病情变化和入睡情况。②动作轻稳,减少患者疲劳。③根据患者情况,在身体受压部位垫软垫等。④主动询问患者睡前生活习惯及有无特殊嗜好。

(四)相关知识

1. 患者异常睡眠典型症状及伴随症状

(1)影响患者睡眠质量的因素有以下几种。①疾病:当患者有饥饿或腹胀、关节肌肉等部位的疼痛、组织器官出现各种疾病时,都会影响正常睡眠。②运动和活动:适当的运动或活动能促进睡眠;不运动、不活动或过度运动、劳累都会降低睡眠质量甚至使入睡困难。③心理因素:情绪激动、低落或出现恐惧、焦虑、悲痛等心理状态时会影响睡眠;而舒畅、愉快的情绪能促进睡眠和提高睡眠质量。④环境因素:空气混浊、灯光过强、环境嘈杂、房间温度过低或过高、床铺不舒适等因素影响睡眠;环境和作息时间改变也会影响睡眠。⑤睡眠节律及其他:更换睡眠地点,可破坏患者的睡眠节律;睡前饮用浓茶、咖啡等饮料,不适当服用安眠药,看兴奋刺激性的电视和杂志,都会影响患者的睡眠。

(2)会出现失眠的疾病有以下几种。①更年期综合征:自主神经功能和内分泌功能紊乱常是出现更年期综合征的标志。由于神经功能紊乱及心理压力沉重,患者往往最初出现的便是焦虑和烦躁,他们入睡困难,睡眠时间减少,白天虽感疲乏困倦,但极难合眼入睡。同时患者情绪不稳、烦躁不安、激惹性极高,又十分敏感,因为血管舒缩功能失调,常会出现一阵阵潮热、面部潮红、四肢麻木及夜间盗汗。②糖尿病:糖尿病患者失眠的主要原因有两个,一是夜间多尿,在入睡后因多尿而上厕所,整夜不能安睡。另一是皮肤瘙痒,尤其以夜间入睡时明显,全身瘙痒使患者难以入睡,而且即使入睡后也会痒醒。③脑血管病:血栓形成的重要因素,脑血栓形成后,局部脑组织缺血、缺氧,造成患者运动、感觉障碍,急性期可有烦躁不安,同时大部分脑血栓患者伴有高血压,也可引起头痛、头晕,从而影响患者睡眠,终致失眠。④高血压病:出现头痛、头晕、头胀、顶部箍紧感、后枕部和颈部发僵感、耳鸣、脑鸣、注意力不集中、记忆力减退、四肢麻木、易激惹、易发脾气等症状。⑤心脏病:心脏病患者伴有失眠者的确较多,一方面是因为患了心脏病,其思想负担较重而影响睡眠;另一方面心脏病本身也影响睡眠,失眠又会加重心脏病,如病态窦房结综合征,在心电图上常表现为窦性静止和窦房阻滞,多在夜间发病,日常在睡眠中猝死。⑥胃病:患者经常反酸、嗳气、恶心、呕吐、食欲减少、体重下降,再加上腹部疼痛,所以患者经常有失眠、入睡困难、夜间因腹痛或其他不适而醒、醒后又难以再入睡。白天则因睡眠不好、进食不佳而感到疲劳、乏力。⑦哮喘。⑧甲状腺功能亢进症:甲状腺功能亢进症是由于甲状腺分泌的甲状腺素过多,大量的甲状腺素进入血液之中,引起新陈代谢旺盛和全身细胞、组织氧化过程加速的疾病。⑨老年人睡眠障碍:主要表现在入睡时间延长、睡眠不安定、易醒、觉醒次数增加,使睡眠呈现阶段化,深睡眠时间减少。⑩神经症(抑郁症、躁狂症)。

2.促进睡眠的照护措施

(1)仔细了解患者平日睡眠习惯:每晚需要睡眠几小时;每天几点就寝;早晨几点起床;睡前有没有特殊习惯,如喝热饮料、热水坐浴或背部按摩;睡前是否需要服用安眠药等。

(2)饮食护理:晚餐不宜过饱,少食油煎厚味及不易消化的食物,心、脾两虚者可服用百合莲心红枣汤;阴虚火旺者宜多食蔬菜、瓜果,忌油煎、烙烤食品。

(3)安排舒适的睡眠环境:①室温和光线。根据患者要求和习惯,关闭门窗、调节室内温度。夏季适宜的温度为25~28摄氏度,冬季为18~22摄氏度,相对湿度60%左右。拉上窗帘遮挡室外光线,关闭照明灯,可根据需要打开地灯,创造舒适、安静、光线暗淡的睡眠环境。②通风换气。在患者入睡前的半小时,将卧室门和窗户打开,保证房间空气流通和新鲜。③安静。患者睡眠的环境要保持安静,不要有噪声;为患者做各项护理工作时要尽量集中时间;护理员要做到走路轻、操作轻、关门轻、说话轻;保持房间通道的通畅。

3.促进患者身体的舒适,诱导睡眠

(1)做好洗漱照料:主动协助患者做好睡前个人卫生。清洁口腔;用热水洗脸、洗手、洗脚;排空大小便;清洗会阴部和臀部。患者双脚发凉时,要用热水泡脚,确保患者身体清爽、温暖和舒适。

(2)整理床铺:①铺好床铺,协助患者躺于床上,取舒适位,铺好被子,调整枕头高度,必要时加围挡。老人、儿童及意识障碍者加围挡,保证睡眠安全。②根据季节冷暖增减盖被。③保持良好的睡眠姿势,主动听取患者主诉,协助患者采取适当体位;对有腰部疼痛或关节疼痛的患者,要确保身体在充分放松和体位舒适的情况下入睡,必要时对受压部位、头皮、颈部、肩部实施按摩,以减轻疼痛。做好诱导工作,如让患者睡前口念数字、听钟声、听轻松音乐,使其渐渐入睡;让患者睡前静卧,用两手按摩两耳垂10分钟,可加快入睡。及时设法解除和控制患者身体的不适,如疼痛、气喘、胸闷、瘙痒等。无法解决的不适问题,应报告医生或护士。④心理安慰,时刻注意患者的情绪变化,做好患者的思想工作,对精神紧张的患者应多加安慰,使其情绪稳定、消除顾虑、心情舒畅,以促进入睡。注意患者的服药方法一般以晚上临睡前服用为好,尽可能不用或少用强烈安眠药。

(3)及时消除病因:如因疼痛引起的失眠应予以止痛,或治疗其原发病;因大便秘结引起的失眠应通便;因咳嗽引起的失眠应止咳消炎等。

(4)加强体育锻炼:如晨起打太极拳、散步等,并持之以恒,促进身心健康。

（5）防止发生意外：对严重失眠或同时具有精神症状者,要注意安全,防止发生意外。

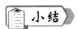 **小结**

本节介绍了睡眠相关知识,护理员应掌握观察睡眠异常的技能,以及如何布置良好的睡眠环境,从而做好睡眠照护,改善睡眠质量。通过本节内容的学习,希望护理员能够及时识别疾病以及伴随症状,及时通知护士和医生,可为医护人员提高患者睡眠质量提供重要线索。护理员能够在护士的指导下,正确布置睡眠环境,睡眠状况观察与记录,改善睡眠环境,促进高质量睡眠,减少能量消耗,促进机体康复。

案例分析 ▶

张某,女,42岁,半年前丈夫因病去世。患者主诉入睡困难,难以维持睡眠,睡眠质量差。这种情况已经持续3个月,并出现头晕目眩、心悸气短、体倦乏力、急躁易怒、注意力不集中、健忘等症状,工作效率明显下降。

请问：①患者可能出现了什么问题？②患者主要失眠原因是什么？③针对此患者,应该采取哪些改善措施？

同步练习 ▶

1.单选题

(1)适宜睡眠的湿度是 （　　）
    A.40%～50%　　　　　　　　B.50%～60%
    C.65%～70%　　　　　　　　D.30%～50%

(2)睡眠障碍对身体造成多种危害,严重影响身心健康,以下不是由睡眠障碍引起的
    疾病是 （　　）
    A.白化病　　　　　　　　　B.心血管疾病
    C.糖尿病　　　　　　　　　D.肿瘤

2.判断题

(1)卫生间应该靠近卧室,卫生间内设置坐便并设有扶手,地面无水并防滑。
 （　　）

(2)老年人睡眠质量的判断应以睡眠时间的长短来衡量。 （　　）

3.思考题

患者术前入睡困难怎么办？

第五节 移动照护

【学习目标】

1. 知识目标：了解不同卧位的使用范围；熟悉轮椅、平车的使用注意事项。

2. 技能目标：①正确协助患者安置舒适体位；②掌握轮椅、平车的使用方法。

3. 素质目标：自觉根据患者的病情要求协助更换体位及移动照护。

一、常用卧位摆放

（一）仰卧位

1. 概念　仰卧位又称平卧位。根据病情或检查、治疗的需要分为去枕仰卧位、中凹卧位、屈膝仰卧位。

2. 分类

（1）去枕仰卧位

卧位要求：去除枕头，仰卧床上，头偏向一侧，两臂放于身体两侧，两腿伸直，自然放平，将枕头横立于床头。

适用患者：昏迷或全身麻醉未清醒、呕吐的患者；椎管内麻醉及脊髓穿刺后的患者。

（2）中凹卧位

卧位要求：用垫枕抬高患者的头胸部 10～20 度，抬高下肢 20～30 度。

适用患者：休克患者。

（3）屈膝仰卧位

卧位要求：患者仰卧，头下垫枕，两臂放于身体两侧，两膝屈起，并稍向外分开。

适用患者：胸腹部检查、导尿术或会阴冲洗患者。

（二）侧卧位

卧位要求：患者侧卧，臀部稍后移，两臂屈肘，一手放在枕旁，一手放在胸前，下腿稍伸直，上腿弯曲。

适用患者：灌肠，肌内注射，预防压疮需翻身患者。

（三）半坐卧位

卧位要求：患者仰卧，先摇起床头使上半身抬高，与床呈 30 ～ 50 度，再摇起膝下支架，必要时床尾垫一软枕。放平时先摇膝下支架，再摇床头支架。

适用患者：面部、颈部、胸部、腹部术后患者；疾病恢复期体弱的患者。

二、运送患者法

（一）轮椅运送

1. 基础知识

（1）概念：轮椅是老年人得以自理的一种重要康复工具。许多老年患者虽然丧失了行走功能，但借助轮椅，就可以自由活动，还可以通过轮椅锻炼身体，提高老年人对生活的信心。

（2）目的：①在护士指导下，护理员协助不能行走但能坐起的患者进行入院、出院、检查、治疗或室外活动。②在护士指导下护理员协助患者下床活动，促进血液循环和体力恢复。

（3）安全提示：①操作前判断好患者可行动范围，将轮椅放置在最合适位置。②操作中告知患者感觉不适时，要立即告知护理员。③操作中搬运患者时要确保患者安全，防止将患者摔倒。

2. 操作流程

（1）床上移到轮椅操作流程见图 4-17。

（2）轮椅移到床上操作流程见图 4-18。

用物准备轮椅(各部件性能良好)、约束带(根据患者需要)

护士告知患者使用轮椅运送的目的、方法及注意事项，取得患者同意

由护士评估患者体重、意识状态、病情、躯体活动能力、损伤部位、合作程度及是否有坐轮椅经验，条件允许后，护理员方可协助患者使用轮椅

在护士指导下放置轮子，使椅背与床尾平齐，椅面朝向床头，制动间将轮椅制动翻起脚踏板

协助患者于放置轮椅侧的床边坐起

护理员面对患者站立，患者双手置于护理员肩上，护理员双手环抱患者腰部，协助患者下床站立

协助患者转身，背对轮椅，患者用手扶住轮椅把手，扶稳后，后退并坐于轮椅上

协助患者调整好身体位置，翻下脚踏板，协助患者将脚置于脚踏板上，观察有无不适，护士同意后，放松制动，推患者至目地

图4-17 床上移到轮椅操作流程

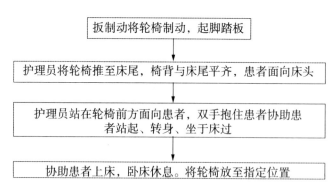

扳制动将轮椅制动，起脚踏板

护理员将轮椅推至床尾，椅背与床尾平齐，患者面向床头

护理员站在轮椅前方面向患者，双手抱住患者协助患者站起、转身、坐于床过

协助患者上床，卧床休息。将轮椅放至指定位置

图4-18 轮椅移到床上操作流程

3. 注意事项　①协助患者坐轮椅时,提醒患者身体不可前倾、不可自行站起或下轮椅,以免摔倒,对身体不能保持平衡的患者,系安全带,避免发生意外。②下坡时,倒转轮椅,轮椅倒退下行,使轮椅缓慢下行,患者头及背部应向后靠紧轮椅。③推送过程中抓紧扶手;过门时,翘起前轮,避免过大的震动,保证患者安全。④使用前应先检查轮椅,保证完好无损方可应用。⑤轮椅放置位置合理,移动患者前应先固定轮椅。

4. 相关知识　护理员在协助患者应用轮椅时,要掌握不同技巧,下面介绍不同环境下推轮椅的方法。

(1)平地推轮椅法:在平地应用轮椅时,护理员站在轮椅的后面,两手扶住车把前进。

(2)上、下斜坡推轮椅法:①上斜坡时护理员须站在轮椅的后方,将轮椅直接向上推。②下斜坡时调转轮椅方向,轮椅倒退下行,护理员面对轮椅以便控制速度,并注意观察背后情况。

(3)推轮椅进出电梯:①老年人和护理员都背向电梯口,护理员在前,轮椅在后。进入电梯后,老年人和护理员调整方向,背向电梯口,拉好车,固定轮椅。②出电梯时,护理员在前,轮椅在后。

(4)转弯:行进中靠右行驶,当接近人群或需要转弯时,应给予提示并减速,如左转时,左手轻拉住车把手,右手缓慢推动轮椅,通过弧线调整方向,然后继续前进。

(二)平车运送

1. 基础知识

(1)概念:医用平车是指医院内在年老体弱或受伤行动不便的患者进行检查时应用的一种运输工具。

(2)目的:运送不能起床的患者去手术室、治疗室、行特殊检查等。

(3)安全提示:①操作前护理员应检查平车的完整性,即平车4个轮子正常运转,两侧床护栏保持完好并牢固,车制动正常使用。②护理员在护士的指导下运送患者,并根据患者病情备好足够的人力,搬运时减轻患者疼痛,增加安全性,防止造成二次伤害。③护理员推送患者过程中,行进要匀速,防止患者出现头晕、恶心症状。④在推送过程中,护理员应位于患者头侧,扶住两侧床护栏,保护患者头部,减轻患者恐惧心理。

2. 平车运送操作流程　平车运送操作流程见图4-19。

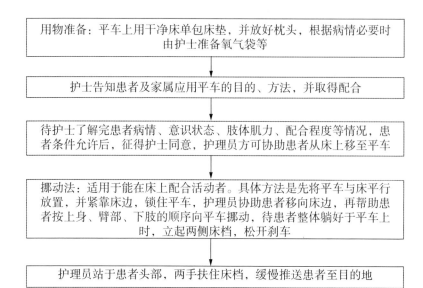

图 4-19 平车运送操作流程

3. 搬运法

（1）一人搬运法：适用于儿科患者或者体重较轻的患者。具体方法是将平车推至床尾，使平车头端与床尾呈钝角，固定平车；患者移至床边；护理员手臂自患者腋下伸至肩部外侧，另一臂伸入患者大腿下；患者双臂交于搬运者颈后，托起患者移步转身，将患者轻放于平车上。

（2）两人搬运法：适用于不能自行活动或体重较重者。平车放置方法同上，两人站于病床同侧，将患者移至床边；两人同时托起患者颈部、腰部，两名护理员同时合力抬起患者，移步转向平车。

（3）三人搬运法：适用于不能自行活动或体重较重者。平车放置方法同上；三人站于病床同侧，将患者移至床边；三名护理员托住患者头、肩部、背部、臀部、腘窝、小腿部，三人同时抬起，使患者身体向操作者倾斜，同时移步转向平车。

（4）四人搬运法：适用于病情危重或颈腰椎骨折患者。具体方法是平车与床平行并紧靠床边；在患者腰下及臀下铺中单；第一名护理员站于病床床头，托住患者头及颈肩部；第二名护理员站于病床床尾，托住患者两腿，第三名和第四名护理员分别站于病床及平车两侧，紧握中单四角，四人合力同时抬起患者轻放于平车上。

4.注意事项

（1）应用前应先检查平车，保证完好无损方可使用；平车放置位置合理，移动患者前先固定。

（2）搬运过程中，动作轻稳，推车速度适宜，要确保患者安全舒适，骨折患者应固定好骨折部位再搬运。

（3）搬运患者时，尽量让患者身体靠近搬运者，使重力线通过支撑面，保持平衡。

（4）推平车时，搬运者应站在患者头侧，便于观察病情，要注意患者面色、呼吸及脉搏的改变。

（5）进出门时，先将门打开，避免碰撞，减少震动；平车上下坡时，患者头部应在高处一侧。

（6）进入电梯时应倒推进入。

（7）上好护栏，对于不合作者或躁动不安者，可应用约束具。

小结

轮椅、平车的应用是护理员照护患者的必备知识之一。本节内容着重描述了将患者从床上移至轮椅、从轮椅移至床上，以及平车运送的照护要点，期望通过本章节内容的学习，护理员能够掌握轮椅及平车的应用方法、注意事项及照护要点，这对护理员照护行动不便、无法自行行走的患者具有实用的指导意义。

案例分析

1.李某，女，58岁，诊断为"右胫腓骨骨折"，护理员小张对李阿姨进行照护，需使用轮椅协助患者外出行拍片检查。

请问：患者肢体活动障碍，如何协助患者外出检查，同时在搬动和运送过程中要保证患者安全？

2.李某，男，48岁，诊断为"左胫腓骨骨折"，左下肢活动受限，护理员小张负责照护，需搬运李某至平车上并推送外出检查。

请问：护理员在使用平车前，应关注哪些注意事项？

第五章　常见症状的识别与照护

　　常见症状的识别与照护是护理员的基本功,本章内容对生命体征的概念、常见的多发症状进行系统讲解,首先要求掌握生命体征正常值及测量方法,对生命体征异常值的识别;重点介绍常见症状的基本概念、典型症状及伴随症状的识别和照护措施,突出必备知识与关键技能有效结合,强调基础知识、操作流程与日常照护工作密切相关。

　　通过本章学习,护理员要熟悉常见症状的特点,准确发现、识别异常情况,及时告知医护人员,为正确的诊断、治疗、护理提供依据,更好地保障患者安全。在护士专业指导下,使患者得以更安全、舒适的症状照护措施。

第一节　生命体征的识别

【学习目标】

1. 知识目标:熟悉生命体征正常值。

2. 技能目标:掌握测量生命体征的方法。

3. 素质目标:能够及时发现患者生命体征异常变化,为及时诊治提供依据,更好地保障患者安全。

一、基础知识

　　1. 体温　指人体的皮肤温度,也称体表温度,正常腋下温度 36.0 ~ 37.0 摄氏度。体温可随昼夜、年龄、性别、活动、药物等出现生理性变化,其范围一般不超过 0.5 ~ 1.0 摄氏度。

　　2. 脉搏　脉搏随心脏舒张、收缩时动脉管壁出现周期性起伏搏动,正常成人在安静状态下,每分钟脉搏搏动的次数为 60 ~ 100 次。脉搏的次数受年龄、性别、体型、活动、情绪、饮食及药物等诸多因素影响会有生理性变化。

3. **呼吸**　人体的新陈代谢过程中,需要不断从外界环境摄取氧气,并把自身产生的二氧化碳排出体外,机体与环境之间进行的气体交换过程,称为呼吸。正常成人安静状态下呼吸频率为 16～20 次/分。呼吸的生理变化与年龄、性别、活动、情绪、血压、环境、温度等因素有关。

4. **血压**　指动脉血压,在心脏收缩时动脉血压上升达到最高值称为收缩压,正常成人在安静状态收缩压为 90～139 毫米汞柱;在心室舒张末期,动脉血压下降达到最低值为舒张压 60～89 毫米汞柱。血压的生理变化与年龄、性别、昼夜、睡眠、环境、体型、体位、身体的不同部位、运动、情绪、饮食及药物等诸多因素有关。

二、生命体征的测量方法

(一)体温的测量

1. 体温计的种类

(1)水银体温计:临床常用的是腋表摄氏体温计。刻度是 35～42 摄氏度,每 1 摄氏度之间分成 10 小格,每小格 0.1 摄氏度。

(2)电子体温计:测得的温度直接由数字显示。

2. 体温计消毒　体温计应一人一用,用后消毒,防止交叉感染。

3. 腋温测量的方法

(1)患者准备:体位舒适,情绪稳定。测温前 20～30 分钟若有运动、进食、冷热饮、冷热敷、洗澡等应休息 30 分钟后再测量。

(2)部位:体温计水银端放于腋窝正中。

(3)方法:擦干汗液,体温计紧贴皮肤,屈臂过胸,夹紧。

(4)时间:10 分钟。

4. 注意事项

(1)测温前检查体温计有无破损。

(2)腋下有创伤、手术、炎症,腋下出汗较多者,肩关节受伤或消瘦夹不紧体温计者禁忌腋温测量。

(3)发现体温与病情不符合时,要查找原因,予以复测。

(二)脉搏的测量

1. 患者准备　体位舒适,情绪稳定。若有剧烈运动、紧张、恐惧、哭闹等,应休息 20~30 分钟后再测量。

2. 测量　护理员以示指、中指、无名指的指端按压在桡动脉处,力度适中,以能清楚感知脉搏波动为宜。不能用拇指诊脉。

3. 计数　正常脉搏测 30 秒,乘以 2。若发现脉搏强弱不等、快慢不一等异常情况应告知医护人员。

(三)呼吸的测量

1. 患者准备　体位舒适,情绪稳定,保持自然呼吸状态。若有剧烈运动、情绪激动等,应休息 20~30 分钟后再测量。

2. 物品准备　有秒针的表。

3. 方法　将手放在患者的诊脉部位似诊脉状,观察患者胸部或腹部的起伏,一起一伏为一次呼吸。

4. 计数　正常呼吸测 30 秒,乘以 2。异常呼吸或婴儿测 1 分钟。

5. 注意事项　呼吸受意识控制,测量呼吸前不必解释,测量过程中应不使患者察觉,以免紧张,影响测量的准确性。

(四)血压的测量

1. 患者准备　体位舒适,情绪稳定。测量前有吸烟、运动、情绪变化等,应休息 15~30 分钟后再测量。

2. 物品准备　臂式电子血压计。

3. 体位　手臂位置与心脏呈同一水平。

4. 手臂　卷袖、露臂,袖口有两指宽松度,手掌向上,肘部伸直。

5. 缠袖带　驱尽袖带内空气,平整置于上臂中部,下缘距腋窝 2~3 厘米,松紧以能插入 1 指为宜。

6. 充气　触摸肱动脉搏动,将听诊器头置于肱动脉搏动最明显处,一手固定,另一手持加压气阀;关气门、充气至肱动脉搏动消失再升高 20~30 毫米汞柱。

7. 放气　缓慢放气,以每秒 4 毫米汞柱为宜,注意水银刻度和肱动脉声音变化。

8. 判断　听诊器出现的第一声搏动音;此时水银刻度即收缩压,当搏动音突然变弱或消失;水银刻度所指为舒张压(WHO 规定成人应以动脉搏动音消失作为舒张压)。

9. 注意事项　对需要持续观察血压者,应做到定时间、定部位、定体位、定血压计。眼睛视线保持与水银柱弯月面同一水平。

三、异常生命体征的识别

（一）体温异常

1．体温过高 指体温升高超过正常范围。当腋下温度超过 37 摄氏度可称为发热，临床以感染性发热较多见，主要由病原体引起。

2．体温过低 指体温低于正常范围。临床较少见，一般见于重度营养不良、镇静剂中毒、大出血等。

（二）脉搏异常

1．脉率异常

（1）心动过速：成人脉率超过 100 次/分。常见于发热、甲状腺功能亢进等。

（2）心动过缓：成人脉率少于 60 次/分。常见于房室传导阻滞、甲状腺功能减退等。

2．节律异常

（1）间歇脉：在正常脉搏中，出现一次提前而较弱的脉搏，其后有一较正常延长的间歇。常见于室性早搏患者。

（2）脉搏短绌：心律完全不规则，心率快慢不一，强弱不等。常见于心房纤颤的患者。

3．强弱异常 脉搏搏动发生强度及细弱程度的异常变化。

（三）呼吸异常

1．频率异常

（1）呼吸过速：成人呼吸频率超过 24 次/分。常见于发热、疼痛、甲状腺功能亢进等患者。

（2）呼吸过缓：呼吸频率低于 12 次/分。常见于颅内压增高等患者。

2．深度异常

（1）深度呼吸：深而规则的大呼吸，常见于酸中毒的患者。

（2）浅快呼吸：浅表而不规则，有时呈叹息样。可见于呼吸肌麻痹或濒死的患者。

3．节律异常

（1）潮式呼吸：呼吸由浅慢逐渐变为深快，然后再由深快转为浅慢，再经一段呼吸暂停后,又开始重复以上过程的周期性变化。

(2)间断呼吸:呼吸与呼吸暂停现象交替出现,常在临终前发生。

4.声音异常

(1)蝉鸣样呼吸:表现为吸气性呼吸困难,常见于喉头水肿、喉头异物等。

(2)鼾声呼吸:由于舌后坠等原因造成咽喉部气道受阻,多见于昏迷、麻醉未醒患者。

(3)痰鸣音:由于气管或支气管内有较多的分泌物积蓄所致,多见于无力排痰、昏迷患者。

(四)血压异常

1.高血压　18岁以上成人收缩压≥140毫米汞柱和舒张压≥90毫米汞柱。

2.低血压　指血压低于90/60毫米汞柱。

3.脉压异常　收缩压与舒张压之间的差值大于40毫米汞柱或小于30毫米汞柱。

小结

　　生命体征的识别是护理员照护患者的必备知识之一。本节内容着重讲述了生命体征的测量方法(体温、脉搏、血压、呼吸)及异常生命体征的识别,期望通过本章节内容的学习,护理员能够熟练掌握生命体征的相关知识及测量方法,及时发现患者生命体征异常变化,为及时诊治提供依据,更好地保障患者安全。

同步练习

多选题

(1)关于生命体征,叙述正确的是　　　　　　　　　　　　　　(　)

　　A.昼夜、年龄、性别、活动等因素使体温出现生理性变化,其范围一般不超过0.5~1.0摄氏度。

　　B.每分钟脉搏搏动的次数超过100次,需要立即就医

　　C.测量血压时,手臂位置与心脏呈同一水平

　　D.若有剧烈运动、情绪激动等,应休息20~30分钟后再测量呼吸

(2)测量生命体征,注意事项正确的是　　　　　　　　　　　　(　)

　　A.测量血压要驱尽袖带内空气,在腋窝位置缠紧

　　B.测量呼吸前不必解释,测量过程中应不使患者察觉,以免紧张,影响测量的准确性

C. 不能用拇指诊脉

D. 腋表摄氏度体温计刻度是 35 ~ 42 摄氏度,测量时夹紧,时间为 10 分钟

第二节 发热的识别与照护

【学习目标】

1. 知识目标:掌握发热不同时期患者的主要表现和常见的伴随症状。

2. 技能目标:掌握常见物理降温的操作要点,能够正确地为患者测量体温。

3. 素质目标:能够识别发热的临床表现,了解发热常见伴随症状不同的临床意义,在发热的不同阶段能够给予患者正确的照护措施。

一、基础知识

1. 概念 当腋下温度超过 37 摄氏度可称为发热,发热分为感染性发热和非感染性发热,临床上以感染性发热最为常见。

2. 发热的主要表现和常见伴随症状

(1)体温上升期:产热大于散热。主要表现为疲乏无力、皮肤苍白、干燥无汗、畏寒,甚至寒战。

(2)高热持续期:产热和散热在高水平趋于平衡。主要表现为面色潮红、皮肤灼热、口唇干燥、呼吸脉搏加快、头痛头晕、食欲下降、全身不适、软弱无力。

(3)退热期:散热大于产热。主要表现为大量出汗、皮肤潮湿。

(4)发热伴随症状的观察。患者发热常伴有面部潮红,呼吸、脉搏增快,血压升高等表现。发热伴随血压下降、面色苍白、烦躁等应警惕感染性休克或败血症;发热伴有鼻塞、流涕、咽痛、咳嗽等一般状况良好者多为上呼吸道感染;如发热伴有胸痛、呼吸困难、痰多等多为下呼吸道感染;发热伴有恶心、呕吐、腹痛、腹泻等症状者一般为急性胃肠道炎症;发热伴有尿频、尿急、尿痛等症状者一般提示泌尿系统感染。

二、发热期间的照护要点

1. 体温上升期 患者常常自觉发冷甚至发抖。要及时告知医护人员,为患者测量体温,适当给予保暖,饮用温开水。协助查找引起发热的原因,

如进食呛咳、饮食不洁、受寒等。

2. 高热持续期　尽量解除高热带给患者的身心不适,尽量满足患者的合理要求。根据患者身体耐受程度,在护士的指导下实施降温措施。观察患者的饮水量、饮食摄取量、尿量等。发现患者高热而四肢末梢冰冷呈现青紫色或严重的抽搐等,提示病情加重,需立即告知医护人员,并给予保暖、安全防护等措施。高热时应随时关注患者体温变化,至少4小时测量1次体温,待体温恢复正常3天后可改为每日1~2次。

3. 退热期　满足患者舒适的需求,注意清洁卫生,及时补充营养和水分。退热期患者往往大量出汗,应及时擦干汗液,更换衣服和床单,防止受凉,保持皮肤的清洁和干燥。年老体弱及心血管疾病者大量出汗后要注意观察有无虚脱或休克现象。

4. 饮食照护　患者发热期间消耗量大,应给予高热量、高蛋白、高维生素、易消化的流质或半流质饮食。如无禁忌证应鼓励患者多饮水,以每日3 000毫升为宜。发热时唾液分泌减少,易出现口腔感染。应在晨起、睡前、餐后协助患者漱口,保持口腔清洁。

5. 活动照护　休息可减少能量消耗,有利于机体康复。高热者需卧床休息,低热者可酌情减少活动,适当休息。

三、常见降温措施

常见的降温措施有物理降温和药物降温。物理降温有局部和全身冷疗两种方法。体温超过39摄氏度,选用局部冷疗,可用冷毛巾、冰袋等辅助散热。体温超过39.5摄氏度,可选用全身冷疗,采用温水拭浴、酒精拭浴方式辅助散热。实施降温措施30分钟后需测量体温。

1. 局部冷疗

(1)部位:前额、头顶部、颈部两侧、腋下、腹股沟。

(2)面积:用冷面积越大效果越好同时患者的耐受性越差。

(3)时间:以20~30分钟为宜,如需反复使用,需间隔1小时,让组织复温。

(4)禁忌证:对冷过敏者禁用。

(5)禁忌部位:耳郭、枕后、心前区、腹部、阴囊、足底。

(6)注意事项:观察局部情况及皮肤色泽,防止冻伤。倾听患者主诉,如有异常立即停止操作。

2.温水拭浴或酒精拭浴

（1）目的：通过液体在体表蒸发，吸收和带走热量，达到降温的目的。

（2）评估：患者病情、对操作的耐受程度，有无酒精过敏史。

（3）患者准备：体位舒适、愿意合作、按需排尿。

（4）环境准备：调节室温，关闭门窗。

（5）拭浴方法：毛巾拧至半干，缠于手上。

（6）拭浴顺序：由上至下，由外至内，由前至后。

（7）时间：全过程20分钟以内。

（8）观察：若患者有寒战、面色苍白、脉搏呼吸异常等情况，应立即停止操作。

（9）注意事项：①拭浴过程中注意观察患者局部皮肤情况及反应。②后颈、心前区、腹部、足底为拭浴的禁忌部位。婴幼儿及血液病患者禁用酒精拭浴。③拭浴时以轻拍方式进行，避免摩擦生热。

四、相关知识

1.虚脱　因大量脱水或失血等原因而引起的循环衰竭现象，主要症状是面色苍白、血压下降、脉搏细速、出冷汗等。

2.休克　是机体有效循环血量减少、组织灌注不足导致机体组织的缺血、缺氧，如果诊断不及时或治疗不恰当，将发展成器官功能衰竭。早期有精神紧张、皮肤苍白、四肢厥冷；心率、呼吸加速；尿量减少等。出现神情淡漠、反应迟钝、出冷汗、口唇肢端发绀；脉搏细速、血压下降；少尿甚至无尿，提示休克程度加重、危及生命。

小结

发热是临床上常见的症状。通过本节内容的学习，护理员能够识别发热患者不同时期的临床表现和常见的伴随症状，能够熟练掌握常见的降温措施及操作要点，正确地为患者测量体温，在发热的不同阶段能够给予患者正确的照护措施。

案例分析 ▶

王奶奶，80岁，因咳嗽、咳痰、呼吸困难入院，突然自觉发冷，测体温38.6摄氏度，观察患者手脚冰凉并伴有寒战。

请问：①患者目前有哪些照护需求？②该时期护理员能否直接给患者实施温水拭浴？

第三节 咳嗽、排痰的识别与照护

【学习目标】

1. 知识目标：掌握患者咳嗽、咳痰的典型症状及伴随症状。

2. 技能目标：掌握有效咳嗽、排痰的照护要点。

3. 素质目标：能识别患者咳嗽、咳痰异常情况及伴随症状，准确地告知医护人员，并协助其体位摆放及指导其正确排痰。

一、基础知识

1. 概念

（1）咳嗽：是一种保护性反射动作，借以清除呼吸道内的分泌物或进入气道内的异物，在防御呼吸道感染方面起着重要作用。

（2）咳痰：是通过咳嗽动作将呼吸道内的分泌物排出口腔外的动作。

2. 咳嗽、咳痰的典型症状及伴随症状

（1）咳嗽分类：咳嗽无痰或痰量甚少，称为干性咳嗽，见于急性咽喉炎、胸膜炎、肺结核等；咳嗽伴有痰液，称为湿性咳嗽，见于慢性支气管炎、肺炎、支气管扩张等。

（2）咳嗽的伴随症状、时间及节律：①急性发作的刺激性干咳伴有发热、声嘶，常见为急性气管、支气管炎，咳嗽伴胸痛可能是肺炎。②发作性干咳（尤其在夜间规律发作）可能是咳嗽型哮喘。③长期慢性咳嗽多见于慢性呼吸道疾病，如慢性支气管炎、支气管扩张、肺脓肿、肺结核。④高亢的干咳伴有呼吸困难可能是支气管肺癌累及气管或主支气管。⑤突然出现的咳嗽伴有呼吸困难常见于吸入刺激性气体或气管异物。⑥体位改变引发咳嗽、餐后咳嗽或平卧、弯腰、夜间阵发性咳嗽与季节无关，见于支气管扩张或肺脓肿。

二、咳嗽、咳痰的照护要点

（一）环境的管理

为患者提供一个舒适的环境，每天定时开窗通风 1～2 次，每次 15～

30 分钟;室内光线充足,室温 18 ~ 25 摄氏度、湿度 50% ~ 60% 为宜;保持空气清新洁净,减少对呼吸道黏膜的刺激。

（二）避免诱发因素

（1）根据天气情况注意保暖,避免寒冷刺激。

（2）防止吸入尘埃、烟雾、花粉等刺激性气味。

（3）鼓励患者戒烟。

（4）对花粉过敏的患者,应提醒亲朋探视时不要携带鲜花,同时告知同病室的病友不要将鲜花放在病室内。

（三）日常照护

（1）做好饮食及饮水的观察,对于慢性咳嗽者给予高蛋白、高维生素、高热量的饮食,避免油腻、辛辣等刺激性食物,保证营养物质的摄入;多食蔬果,少食多餐;鼓励患者多喝水,一般每天饮水 1 500 毫升以上。足够的水分可以保证呼吸道黏膜的湿润和病变黏膜的修复,利于痰液稀释和排出,指导患者有效咳嗽,必要时协助医务人员进行叩背。

（2）卧床无自主活动能力的患者,注意体位摆放,头要偏向一侧,保持呼吸道通畅。

（3）观察咳嗽和痰液:在护士的指导下记录咳嗽时间、音色、频率等,记录痰液性质、颜色、量等情况。发现异常及时报告医护人员。

（4）防止病菌传播:嘱患者咳嗽时用手或纸巾轻捂嘴,并将痰液咳在痰杯内或手纸上,集中处理,不可对着他人咳嗽或打喷嚏,避免将病菌经空气传播给他人。留取痰液时,应让患者晨起漱口后,深呼吸进行咳痰,并放入无菌痰盒内,于 2 小时内及时送检。

（5）心理安抚:认真倾听患者的诉说,帮助其消除顾虑、紧张的情绪,帮助患者家属了解患者的心理状况,鼓励家属关心理解患者的心理需求,给予患者心理支持,增强战胜疾病的信心

三、指导有效咳嗽及协助排痰方法

1. 指导有效咳嗽、咳痰　①指导患者深吸气;②屏气 3 秒;③爆发性用力咳嗽;④将深部痰液咳出。

2. 协助卧床患者翻身叩背排痰　通过叩击胸背部,借助外力震动,促使附着在气管、支气管、肺内的分泌物松动,以利其痰液排出的方法。翻身叩

背及有效咳痰均应在餐前 30 分钟或餐后 2 小时进行。

（1）协助翻身：患者仰卧，双手置于胸腹部，肩部、臀部、双下肢移至近侧床沿，两腿屈膝，一手托肩，另一手托膝，轻轻将患者推向对侧侧卧。

（2）体位正确：根据患者病情及耐受情况选择体位，站于患者同侧，检查患者皮肤清洁无破损，管道通畅并固定良好。

（3）定位：上至肩部，下至第 10 肋间，从外向内，从下向上。

（4）叩击时手法（图 5-1）：①两手手指弯曲并拢掌侧呈杯状（手背隆起，手掌中空，手指弯曲，拇指紧挨示指）；②放松腕、肘和肩部，抖动腕关节，从肺底自下而上，由外向内，快速有节奏地匀速叩击背部；③叩击力度适中，可听见空洞声，患者应无疼痛感，叩击频率为 120 ~ 180 次/分，持续 3 ~ 5 分钟；④边叩击边观察患者面色及呼吸情况，询问患者感受，如发现异常情况应立即停止。

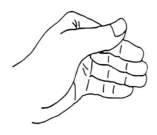

图 5-1　排痰叩击手法

（5）指导患者有效咳嗽、排痰：鼓励患者深吸气，屏气 3 秒，爆发性用力咳嗽排痰，无力咳痰时给予吸痰。排痰后给予漱口或口腔护理，保持口腔清洁。

3. 注意事项

（1）力度适中，患者不感到疼痛。

（2）避开肩胛、脊柱、乳房、肋骨以下部位。

（3）避开衣服拉链及纽扣。

（4）避免在裸露的皮肤上叩击，叩击部位垫薄毛巾。

（5）未经引流的气胸、肋骨骨折，有病理性骨折史、咯血、低血压、肺水肿，慎用体位引流，禁止叩背排痰。

四、相关知识

1. 吸痰　是一项重要的急救护理技术，是指经口、鼻腔或人工气道将呼吸道分泌物吸出,以保持呼吸道通畅,预防吸入性肺炎、肺不张、窒息等并发症的一种方法。临床上主要用于年老体弱、危重、昏迷、麻醉未清醒前等各种原因引起的不能有效咳嗽、无力排痰者。

2.常见痰液分类　①急性呼吸道炎症的痰一般为浆液性或黏液性白痰;②肺水肿时常咳粉红色泡沫样痰;③肺炎球菌性肺炎常咳铁锈色痰。

3.规范留取痰标本

(1)一般留取清晨第一口痰。

(2)起床后首先用清水漱口,然后用力将气管内深部的痰液咳出,将其全部放于检验科提供的专用容器内。

(3)用于细菌培养的痰标本,应使用检验科提供的无菌痰杯。注意在留痰之前不要打开、不要接触容器内层以免污染,立即将容器盖好并及时送检。

小结

　　咳嗽和咳痰是患者常见症状,患者出现咳嗽、咳痰并常伴有其他症状,不同的伴随症状有不同的临床意义。通过本节内容的学习,护理员如果能够及时识别咳嗽、咳痰患者的变化及伴随症状,及时通知护士和医生,可为医务人员诊断处理疾病提供重要的线索。护理员能够在护士的指导下,协助护士正确进行咳嗽、排痰的有效措施,减少患者住院期间并发症的发生,具有显著的临床意义。

同步练习

1.单选题

(1)关于咳嗽、咳痰患者的病室环境温度、湿度说法正确的是　　　　　　(　　)

　　A.室温 18~25 摄氏度,湿度 50%~60%

　　B.室温 18~25 摄氏度,湿度 40%~60%

　　C.室温 18~25 摄氏度,湿度 50%~70%

　　D.室温 16~25 摄氏度,湿度 50%~60%

(2)有关痰液留取说法错误的是　　　　　　　　　　　　　　　　(　　)

　　A.晨起漱口后　　　　　　　　　　B.深呼吸进行咳嗽

　　C.放入无菌的容器内　　　　　　　D.3 小时内送检

2.判断题

(1)咳嗽、咳痰患者每天的饮水量应在 1 500 毫升以上。　　　　　　(　　)

(2)若患者突然出现严重呼吸困难;唇、甲发绀提示患者有可能发生窒息。　(　　)

(3)突然出现的咳嗽,伴有呼吸困难,常见于吸入刺激性气体或者气管异物。(　　)

第四节 疼痛的识别与照护

【学习目标】

1. 知识目标:掌握患者疼痛的典型症状以及常见伴随症状。

2. 技能目标:掌握患者疼痛的照护措施。

3. 素质目标:患者发生疼痛时,护理员能够及时识别患者疼痛的变化及伴随症状,并及时通知医护人员。

一、基础知识

1. 概念　疼痛是伴随着现存的或潜在的组织损伤而产生的一种令人不快的感觉和情绪上的感受,是机体对有害刺激的一种保护性防御反应。

2. 疼痛的典型症状及伴随症状

(1)偏头痛是临床常见的原发性头痛,其特征为多呈单侧分布、中重度、搏动样疼痛,可伴恶心、呕吐。光刺激或日常活动可使疼痛加重,安静环境和休息可使疼痛缓解。

(2)腹痛:常见疾病的腹痛特点见表5-1。

表5-1　常见疾病的腹痛特点

常见疾病	腹痛特点
胃、十二指肠疾病(穿孔除外)	上腹部隐痛、灼痛或不适感,伴畏食、恶心、呕吐、嗳气、反酸等
胃、十二指肠穿孔	剧烈刀割样痛,烧灼样痛
小肠疾病	多呈脐周疼痛,并有腹泻、腹胀等表现
大肠疾病	腹部一侧或双侧按痛
急性胰腺炎	上腹部剧烈疼痛,为持续性钝痛、钻痛或绞痛,并向腰背部呈带状放射
急性腹膜炎	疼痛弥漫全腹,腹肌紧张,有压痛、反跳痛
胆结石、泌尿系统结石	阵发性绞痛,疼痛剧烈
胆道蛔虫症	阵发性剑突下钻顶样疼痛

（3）胸痛：胸腔内脏器病变、胸廓或胸壁疾病、部分腹部病变均可引起胸痛（表5-2）。

表5-2　常见疾病的胸痛表现

常见疾病	胸痛表现
胸壁疾病	胸痛常固定在病变部位，局部有压痛，若为胸部皮肤的炎症性病变，局部可有红、肿、热、痛表现
带状疱疹	可见成簇的水疱沿一侧肋间神经分布伴剧痛，且疱疹不超过体表中线，疼痛呈刀割样、烧灼样剧痛
胸膜炎	疼痛多在胸侧部，疼痛呈隐痛、钝痛和刺痛

二、疼痛的照护要点

1.偏头痛的照护要点

（1）保持病室光线柔和，避免环境嘈杂，保持病室安静，限制探视人数。

（2）观察患者神志是否清楚，有无面部及口、眼歪斜症状；指导患者避免进食刺激性食物和易诱发偏头痛的食物，如巧克力、乳酪、柑橘等，多食富含维生素 B_1 的谷类、豆类食物及新鲜水果、蔬菜等，忌烟酒。

（3）指导患者调节情绪，保持稳定、乐观的心理状态，不要过喜、过悲、过怒、过忧。

（4）按揉太阳穴，用双手中指按太阳穴，转圈揉动，顺时针与逆时针交替，可减轻偏头痛。

2.腹痛的照护要点

（1）护理员发现患者出现急性腹痛的表现，立即通知医生、护士，不得私自为患者采取口服止痛药或者其他止痛措施。

（2）帮助患者松解衣服，取合适的体位缓解疼痛。一般为平卧位，如生命体征平稳，一般状况良好时，可取半卧位，休克患者采取中凹卧位。

（3）注意患者的神志、面色变化，有无面色苍白、烦躁不安、皮肤温度降低、湿冷、出现花斑等表现，这些是休克前期的症状。

（4）注意观察患者有无呕吐现象，并做好清洁工作。注意观察记录呕吐物的性质、颜色、量，通知医护人员。

（5）在护士的指导下为高热患者进行物理降温，要注意观察局部降温的皮肤，防止冻伤。

（6）做好相应的饮食照顾，一般患者为暂禁食，对诊断不明或病情较重的患者必须严格执行禁食、禁水。

（7）注意沟通方法，使患者和家属积极配合治疗。

3. 胸痛的照护要点

（1）让患者采取舒适体位，缓解疼痛，观察疼痛位置、强度、持续时间等变化。

（2）加强与患者的沟通，取得患者信任，消除患者紧张情绪，指导患者避免过于激动、劳累、受凉感冒等。

（3）保持病室的绝对安静，光线柔和，环境舒适，温、湿度适宜，减少探视。

（4）急性期需要绝对卧床休息，协助患者进食、洗漱、如厕等。

（5）指导患者进食清淡、易消化、产气少的食物，少食多餐，避免过饱，少吃胆固醇高的食物（如内脏、肥肉和巧克力等）。心功能不全者应限制钠盐摄入。

三、相关知识

疼痛评分及分级见图5-2。

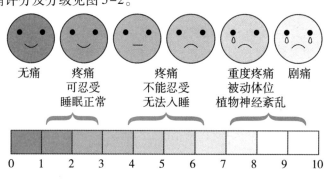

图5-2　疼痛评分及分级

小结

疼痛是患者常见症状之一，患者出现疼痛时常有其他的伴随症状，不同的伴随症状有不同的临床意义。通过本节内容的学习，护理员如能够及时识别疼痛患者的变化及伴随症状，及时通知护士和医生，可为医务人员诊断处理疾病提供重要的线索。护理员能够在护士的指导下，协助护士正确进行不同类型疼痛的相应处理，减少患者住院期间并发症的发生，具有显著的临床意义。

同步练习

1. 单选题

(1)有关疼痛患者的饮食,说法错误的是　　　　　　　　　　　　　　(　　)

　　A.可以进食油腻食物　　　　　　B.进食清淡食物

　　C.进食易消化食物　　　　　　　D.避免食物过凉

(2)有关疼痛的照护,说法错误的是　　　　　　　　　　　　　　　　(　　)

　　A.及时观察患者

　　B.协助患者采取舒适体位

　　C.可以不告诉医生或护士,给患者口服止痛药

　　D.保持病室的安静,光线柔和

2. 判断题

(1)患者发生疼痛时,应该多吃胆固醇高的食物(如内脏、肥肉和巧克力等),以便缓解疼痛。　　　　　　　　　　　　　　　　　　　　　　　　　(　　)

(2)照护患者时,应该记录疼痛的性质和部位等。　　　　　　　　　(　　)

第五节　呕吐的识别与照护

【学习目标】

1. 知识目标:掌握呕吐患者的典型症状及常见伴随症状。

2. 技能目标:掌握患者呕吐的照护要点,能给予正确的照护,保障患者安全。

3. 素质目标:患者呕吐时,护理员能及时给予正确照护,并及时通知医护人员。

（一）基础知识

1. 概念　呕吐是通过胃的强烈收缩,迫使胃或部分小肠的内容物经食管、口腔而排出体外的现象。大多伴有上腹部不适、紧迫欲吐的感觉。

2. 患者呕吐的观察及伴随症状

(1)呕吐的典型表现:呕吐常伴有不同的临床表现,在护士的指导下应注意观察患者呕吐时的伴随症状,及时准确地向医护人员反映,对病情的早期诊断和治疗起到重要的作用。如喷射性呕吐常提示颅内压增高,要警惕中枢神经系统疾病;呕吐咖啡色或鲜红色胃内容物常提示消化道出血;呕吐宿食可能为幽门梗阻;低位性肠梗阻时呕吐物带粪臭味;妊娠和尿毒症患者常为清晨空腹呕吐等。

（2）全身情况的观察：呕吐会造成患者体液丢失，血容量不足时，可能发生体位性低血压，会伴随头晕、心悸等不适，应给予床档保护，叮嘱患者避免猛起猛坐，动作应缓慢，坐起后休息片刻，适应后再活动，以免因头晕而摔倒跌伤。严重的血容量不足甚至会造成休克。如患者出现心动过速、血压下降、面色苍白、大汗或虚弱感、精神萎靡、反应迟钝等情况时，应及时报告医护人员，并立即让患者停止活动，卧床休息。

（3）其他伴随症状的观察：大量呕吐时患者可能会出现代谢性酸中毒，观察患者有无呼吸加深、加快，观察患者失水程度，有无软弱无力、尿量减少、皮肤黏膜干燥、弹性降低、口渴、烦躁、神志不清甚至昏迷，如有这些情况应立即报告医护人员。

（4）关于呕吐物的观察：在护士的指导下，观察有无继续呕吐，记录呕吐物的性质和量、颜色、气味、呕吐次数等。

（二）呕吐的照护要点

1. 呕吐时照护措施

（1）体位：患者呕吐时协助患者坐起，身子稍向前倾，将痰盂置于面前盛接呕吐物；卧床者侧卧或头偏向一侧，避免误吸（口角垫一次性护理垫）。要注意减少体位和头部位置的移动，嘱其闭目平卧可使症状缓解。应陪在患者身旁，及时观察患者反应及是否再次呕吐；并予以正确处理。

（2）呕吐后，帮助患者用清水漱口，更换污染衣物及床单，开窗通风去除异味。呕吐物在医护人员查看后，方可处理。如有需要，留取呕吐物备用化验。

（3）误吸：如呕吐过程中发生误吸、窒息，应立即呼叫医护人员，并协助患者将吸入呼吸道的物体咳出，居家患者及时拨打120至最近的医院就诊。

2. 饮食照护　饮食宜清淡，避免油腻，以流食或半流食为主。进食时应避免食物过凉或过热刺激胃肠道引起不适。虚弱、体力不支的患者给予喂食，喂食时注意食物的温度，嘱患者细嚼慢咽，利于消化。进食过程中如果患者出现恶心，应嘱患者深呼吸，如仍有恶心或出现呕吐，应暂停进食，报告医护人员给予处理，待患者症状好转后再继续进食。为患者准备食物时，应尽量根据患者的喜好，满足患者的需要，以增进患者的食欲。

3. 心理抚慰　患者呕吐时，应守护在旁，给予安慰，以减少患者的恐惧感，护理员可以一手轻拍患者肩膀或后背，一手扶住患者。关心患者，耐心解答问题。尤其是患者精神紧张时，应鼓励患者，使其情绪稳定、放松，更好地配合治疗，促进疾病康复。

（三）注意事项

（1）观察患者呕吐症状及伴随症状,记录呕吐物的性质、量、颜色、气味、呕吐次数等,及时、准确地向医护人员反映。

（2）如有需要留取呕吐物备用化验,选择正确的清洁干燥的标本盒,挑取异常外观或者特殊部分送检。

（3）呕吐时,要协助患者及时排出呕吐物,避免误吸入气道;防止肺炎、窒息的发生。

（四）相关知识

1. 恶心　为上腹部不适、紧迫欲吐的感觉,常为呕吐的前驱表现,伴有面色苍白、出汗、流涎、血压及心率等改变,多为迷走神经兴奋症状。恶心后随之呕吐,但也可仅有恶心而无呕吐,或仅有呕吐而无恶心。

2. 误吸的处理措施

（1）误吸的症状:呕吐过程中如出现剧烈呛咳、呼吸异常、口唇发绀等症状提示患者将呕吐物误吸入呼吸道,如果大量误吸或未及时清除,患者气道阻塞加重引起窒息;造成心、脑、肺等重要脏器缺血、缺氧甚至危及生命。

（2）预防及处理:患者发生呕吐,及时清除口腔和鼻腔呕吐物;必要时头偏向一侧,避免误吸。出现误吸症状时,立即呼叫医护人员,协助患者侧卧或坐起;将吸入呼吸道的异物用力咳出,保证口鼻腔内无残留呕吐物。居家患者立即拨打120,及时至最近医院就诊。

3. 不同病因的呕吐特点

（1）反射性呕吐常有恶心先兆,胃虽已排空仍干呕不止。

（2）中枢性呕吐呈喷射状,较剧烈且多无恶心,吐后不感轻松,可伴剧烈头痛和不同程度的意识障碍。

（3）前庭功能障碍性呕吐,常伴有眩晕、出汗、血压下降、心悸等。

（4）神经性呕吐与精神因素有关,多不伴恶心,为多次少量呕吐。

📋 小结

呕吐是患者常见症状之一,患者出现呕吐时常伴有其他的伴随症状,不同的伴随症状有不同的临床意义。通过本节内容的学习,护理员能够在护士的指导下,识别呕吐患者的变化及伴随症状,并及时提供正确的照护和相应处理,减少患者并发症的发生,为医务人员诊断处理疾病提供重要的线索。

案例分析 ▶

刘某,女,62岁,诊断为"消化性溃疡"收住院,护理员小李负责照护。今晨刘奶奶突然感到恶心,呕吐1次,小李将呕吐物倒掉,并协助刘奶奶漱口,医生护士查房时,小李报告刘奶奶早晨呕吐1次,但颜色和量已经记不住了。

请问:护理员应如何报告患者的呕吐情况?

同步练习 ▶

1.单选题

(1)有关呕吐患者饮食指导,说法错误的是　　　　　　　　　　　　　　　( )

　　A.可以进食油腻食物　　　　　　B.进食流食或者半流食

　　C.避免食物过热　　　　　　　　D.避免食物过凉

(2)有关呕吐的照护,说法错误的是　　　　　　　　　　　　　　　　　( )

　　A.及时观察患者　　　　　　　　B.做好心理安慰

　　C.可以不告诉医生或护士,单独处理　　D.协助做好生活护理

2.判断题

(1)恶心常为呕吐的前驱表现,伴有面色苍白、出汗、流涎、血压降低。　( )

(2)照护患者时,应该记录呕吐物的性质和量、颜色、气味、呕吐次数等。　( )

第六节　眩晕的识别与照护

【学习目标】

1.知识目标:掌握眩晕患者的典型症状及常见伴随症状。

2.技能目标:掌握识别患者眩晕后的照护要点。

3.素质目标:患者发生眩晕时,护理员能够正确应对眩晕发作,使患者不发生跌倒、受伤等意外,并及时通知医护人员。

(一)基础知识

1.概念　眩晕是一种主观症状,是机体对于空间关系的定向感觉障碍或平衡感觉障碍,是一种运动错觉,患者感觉外界或自身在旋转、移动或摇晃。

2.眩晕的分类

(1)临床上按眩晕的性质可分为真性眩晕与假性眩晕,真性眩晕存在自

身或对外界环境空间位置的错觉,而假性眩晕仅有一般的晕动感。

（2）按病变的解剖部位可将眩晕分为系统性眩晕和非系统性眩晕,前者由前庭神经系统病变引起,后者由前庭系统以外病变引起。按照病变部位和临床表现的不同,系统性眩晕又可分为周围性眩晕与中枢性眩晕。

（二）患者眩晕的典型表现及伴随症状

1. 系统性眩晕

（1）周围性眩晕:指前庭感受器及前庭神经颅外段病变而引起的眩晕,眩晕感严重,持续时间短,多伴恶心、呕吐、心慌等自主神经症状,常见于梅尼埃病、良性发作性位置性眩晕、中耳炎、外耳道耵聍等。

前庭损害时因失去身体空间定向能力,产生前庭性共济失调,临床表现为站立不稳,改变头位可使症状加重,行走时向患侧倾倒;伴有明显的眩晕、恶心、呕吐、眼球震颤。四肢共济运动及言语功能正常。多见于内耳疾病、脑血管病、脑炎及多发性硬化等。

（2）中枢性眩晕:指前庭神经颅内段、前庭神经核、小脑和大脑皮质病变引起的眩晕,眩晕感可较轻,但持续时间长,常见于椎-基底动脉供血不足、脑干病变、小脑梗死或出血、听神经瘤等疾病;颈椎病引起眩晕多在头部位置不同时发生,持续数秒或数分钟不等,可伴有恶心、呕吐。

2. 非系统性眩晕　非系统性眩晕临床表现为头晕眼花、站立不稳,通常无外界环境或自身的旋转感、摇摆感,很少伴有恶心、呕吐,为假性眩晕。眼部疾病（眼外肌麻痹、屈光不正、先天性视力障碍）引起眩晕,闭眼后可缓解或消失;心血管系统疾病性眩晕（高血压、低血压、心律不齐、心力衰竭）,头晕伴失眠、心慌、头胀等;代谢性、中毒性、感染性疾病和贫血等引起眩晕,老年患者居多,或伴有感染。

（三）眩晕的观察及照护要点

1. 眩晕前兆观察　发作前期,患者常感头部及全身不适、头晕、视力模糊、耳鸣、面色苍白、出汗,预示即将发生晕厥,此时患者如取头低位躺卧姿势常可防止发作,并可防止摔伤。

2. 眩晕照护要点

（1）眩晕发作时应陪伴、安慰和鼓励患者,应协助患者取舒适体位,安静休息,避免声光刺激,保持病室安静。

（2）眩晕急性发作期应固定头部,不宜搬动;眩晕发作时不要独自如厕、淋雨或接触热水瓶、茶杯等,以防跌倒、坠床和烫伤。

（3）对于恶心、呕吐的患者，应注意引流，防止误吸，及时清理呕吐物，保持个人卫生，同时协助饮水、进食，注意水分和营养的补充。

（4）患者避免情绪激动，精神刺激，暴饮暴食；忌烟酒，防止血压过高和过低，避免头部剧烈活动。

（5）避免诱因：平时枕头不宜太高（以15～20度为宜），避免突然变换体位（突然起坐、站立或突然从站立位到卧位）；头部转动时应动作缓慢且转动幅度不宜太大；低血糖、某些镇静药物可能导致眩晕发作，尤其应提醒服用多种药物的老年患者注意遵医嘱正确服药。

（四）相关知识

1. 辅助检查　CT、MRI、脑干诱发电位等检查，可用于诊断及鉴别眩晕的病因是脑缺血、脑梗死或前庭神经元病变、梅尼埃病。

2. 当患者发生跌倒/坠床时的处理　护理员应立即到患者身边，通知医护人员检查患者跌倒/坠床时的着力点，迅速查看全身状况和局部受伤情况，初步判断有无危及生命的症状、骨折或肌肉、韧带损伤等情况，配合医护人员对患者进行必要的检查及观察处理等。

小结

1. 眩晕是患者常见症状之一，患者出现眩晕时常伴有其他的伴随症状，不同的伴随症状有不同的临床意义。通过本节内容的学习，护理员如能够识别眩晕患者的病情变化及伴随症状，及时通知护士和医生，可为医护人员诊断处理疾病提供重要的线索。

2. 护理员能够在护士的指导下，协助护士正确进行不同类型眩晕的相应处理，减少患者住院期间并发症的发生，具有显著的临床意义。

案例分析

李某，女，72岁，诊断为"头晕"5年余，近两日来加重，出现视物模糊、耳鸣，为进一步诊治收入院治疗。护理员小赵负责照护，早晨李奶奶起床突然头晕，不慎摔倒在床边，造成头部皮肤擦伤。

请问：患者是什么原因造成的跌倒，如何识别前兆症状？

同步练习

1. 单选题

(1) 有关眩晕患者的前兆,说法错误的是　　　　　　　　　　　　　　　(　　)

　　A. 视物模糊　　　　　　　　　　B. 乏力

　　C. 眼压增高　　　　　　　　　　D. 四肢冰凉

(2) 有关眩晕的照护说法错误的是　　　　　　　　　　　　　　　　　(　　)

　　A. 环境宜清静,避免声光刺激　　　B. 改变体位时应动作迅速

　　C. 避免深低头、旋转　　　　　　D. 卧床休息

2. 判断题

(1) 患者发生眩晕时,应及时协助患者采取舒适体位。　　　　　　　　　(　　)

(2) 患者发生眩晕时,应及时通知医护人员。　　　　　　　　　　　　　(　　)

第七节　心悸、胸痛的识别与照护

【学习目标】

1. 知识目标:掌握心悸患者的典型症状及伴随症状。了解心悸、胸痛患者的常见病因及相应特征性表现。

2. 技能目标:掌握心悸患者及胸痛患者的照护要点。

3. 素质目标:患者发生心悸、胸痛时,护理员能做到及时识别,并通知医护人员。

(一)基础知识

1. 概念

(1) 心悸:是一种自觉心脏跳动的不适感或心慌感。当心率加快时感到心脏跳动不适,心率缓慢时则感到搏动有力。心悸时,心率可快、可慢,也可有心律失常,心率和心律正常者亦可有心悸。

(2) 胸痛:是临床上常见的症状,主要由胸部疾病所致,少数由其他疾病引起。胸痛的程度因个体痛阈的差异而不同,与疾病病情轻重程度不完全一致。

2. 心悸的症状、病因及伴随症状

(1) 心悸的症状、病因:①心脏搏动增强引起的心悸,可为生理性或病理性。②心律失常,心动过速、心动过缓、心力衰竭、更年期综合征、胸腔大量积液等可发生心悸。③与自主神经功能紊乱有关,易在紧张时发生,其表现

除心悸、心动过速、胸闷、头晕外,还可有心电图的一些改变。

(2)伴随症状:①伴心前区痛、发热、晕厥。②呼吸困难、出汗。

3. 患者胸痛的特征性表现

(1)发病年龄:青壮年胸痛多考虑结核性胸膜炎、自发性气胸、心肌炎等,40 岁以上则须注意心绞痛、心肌梗死和支气管肺癌。

(2)胸痛部位:胸壁疾病所致的胸痛常固定在病变部位,心绞痛及心肌梗死的疼痛多在胸骨后方和心前区或剑突下,可向左肩和左臂内侧放射,甚至达无名指或小指,也可放射于左颈或面颊部。

(3)胸痛的性质:胸痛的程度可呈剧烈、轻微和隐痛。食管炎多呈烧灼痛;肋间神经痛呈阵发性灼痛或刺痛;心绞痛呈压榨样痛并有重压窒息感,心肌梗死疼痛更为剧烈并有恐惧、濒死感;气胸发病初期有撕裂样疼痛;肺梗死表现为突然发生胸部剧痛或绞痛,常伴有呼吸困难或发绀。

(4)疼痛持续时间:心绞痛发作为阵发性,一般持续 1~5 分钟;而心肌梗死所致疼痛呈持续性疼痛,时间数小时或更长且不易缓解。

(5)伴随症状:胸痛伴有咳嗽、咳痰和(或)发热、呼吸困难、咯血等。

(二)心悸、胸痛的照护要点

1. 心悸的照护要点

(1)协助患者取舒适体位,保持病室安静,环境舒适,光线柔和。

(2)保持乐观、稳定的情绪,避免情绪激动、忧伤,消除紧张情绪。

(3)日常生活劳逸结合、生活规律,保证患者充分的休息与睡眠。

(4)进食时避免饱餐,戒烟酒,避免摄入刺激性食物。

(5)避免排便时过度屏气、过度用力。

(6)按医嘱服药,不可自行减量、停药或擅自改用其他药物。

(7)照护者学会测量脉搏的方法,观察患者有无呼吸困难、胸痛、晕厥等症状,如有上述症状立即报告医护人员。

2. 胸痛的照护要点

(1)避免患者剧烈运动,疼痛发作时应立即停止活动,卧床休息。心肌梗死患者发病12小时内应绝对卧床休息。说话应轻声细语,以免影响患者休息。

(2)应给予心理疏导,安慰患者,解除紧张情绪,保持心境平和。

(3)避免诱发因素,如过劳、情绪激动、饱餐、用力排便、寒冷刺激等应注意尽量避免,调节饮食,避免暴饮暴食,禁烟酒。

(4)减少干扰,减少人员探视,评估患者疼痛的部位、性质等,观察患者有无面色苍白、大汗、胸闷、呕吐、呼吸困难等伴随症状,应立即报告医护人员。

(5)遵医嘱按时、按量服用药物,不要擅自增减药量。心绞痛患者随身携带硝酸甘油以备急需。

(三)相关知识

1. 生理性心悸 健康人剧烈运动、精神紧张或情绪激动、过量吸烟、饮酒、饮浓茶或咖啡等可引起心悸。心悸严重程度并不一定与病情成正比,紧张、焦虑及注意力集中时心悸更明显。照护者应对上述表现有充分的认识并做出一定的判断。

2. 影响胸痛的因素 主要为疼痛发生的诱因、加重与缓解因素。心绞痛常于劳累、精神紧张时发生,休息或含服硝酸甘油后于 1～2 分钟内缓解,而对心肌梗死所致的疼痛则服药无效。食管疾病多在进食时发作或加剧,服用抗酸剂和促动力药物可减轻或消失。不同原因引起的胸痛,其胸痛部位、疼痛持续时间、疼痛性质、疼痛缓解方式不同,如急性心肌梗死、主动脉夹层、肺栓塞等是"高危胸痛",很快就会危及生命,照护者应对高危胸痛的表现有充分的认识并立即告知医护人员。

小结

1. 心悸、胸痛是临床常见的症状,患者出现心悸、胸痛时也会伴有其他症状,不同的伴随症状有不同的临床意义。通过本节内容的学习,护理员能够识别心悸、胸痛的典型表现及伴随症状,发现问题及时通知医护人员,为进行快速而准确的诊断、危险评估和恰当的治疗手段提供依据。

2. 护理员能够在护士的指导下,协助护士正确进行不同类型心悸、胸痛的处理,减少并发症、加速患者快速康复。

案例分析

张某,女,65 岁,心房颤动 2 年多,近两日因心悸、胸闷入院治疗。午饭后患者症状加重;自述胸闷、气短,护理员小李搀扶张奶奶到阳台上透气,5 分钟后患者诉胸闷、胸痛。

请问:①护理员小李的做法对吗,应该给予张奶奶的照护措施是什么?②张奶奶的胸痛表现及伴随症状应该如何观察?照护要点是哪些?

同步练习

1. 单选题

(1) 生理性心悸常在(　　)情况下更易发生。

  A. 焦虑、情绪激动等   B. 劳累

  C. 工作   D. 休息

(2) 心绞痛常于劳累、精神紧张时发生,休息或含服硝酸甘油后于(　　)分钟内缓解。

  A. 1～5   B. 1～2

  C. 2～5   D. 3～5

2. 判断题

(1) 心悸患者进食时可以饱餐,但应戒烟酒,避免摄入刺激性食物。　　　　　(　　)

(2) 心悸可伴有心前区痛、呼吸困难、出汗等伴随症状。　　　　　　　　　　(　　)

(3) 心绞痛发作疼痛为阵发性,一般持续 1～5 分钟,而心肌梗死疼痛持续时间数小时或更长且不易缓解。(　　)

第六章 照护用品的应用

2013 年年底,中国老年人口已经超过 2 亿。2025 年,中国老年人口将突破 3 亿。随着高龄老年人口、失能老年人口及患有慢性病的老年人口规模的持续增长,对老年人的照护也提出了更高的要求和更多的需求。照护这些老年人时可能需要一些康复辅具、保健用品、医药用品等老龄照护用品,正确和规范使用常用的照护用品是护理员在照护患者过程中很重要的工作内容,本章将通过六节内容对护理员在照护患者过程中能应用到的护理用品,如冰袋、热水袋、助行器、轮椅、平车及体位垫等内容进行系统的介绍,达到理论知识和技能实践的结合,强调全面准确评估及规范操作流程,这些内容不仅能够提升护理员的整体照护能力,提高老人的照护质量,还能预防并发症的发生,具有较强的临床应用价值和指导意义。本章节所介绍的照护用品均需护理员在护士的指导下使用。

第一节 冰袋的应用

【学习目标】

1. 知识目标:了解冰袋的应用目的、适应证、禁忌证、常见并发症的发生原因、临床表现、预防及处理、注意事项及健康教育。

2. 技能目标:掌握操作前准备及操作方法。

3. 素质目标:具有良好的沟通能力和人文关怀素养。

冷疗法是通过用冷作用于人体的局部或全身,以达到止血、镇痛、消炎、降温和增进舒适的作用,是临床上常用的物理治疗方法。冷疗有较多的方式方法,根据应用的面积及方式,可以分为局部冷疗法和全身冷疗法,局部冷疗法包括冰袋、冰囊、冰帽、化学制冷袋的使用和冷湿敷法等;全身冷疗法包括温水擦浴、酒精擦浴。作为冷疗的实施者,应了解冷疗法的目的和效应,掌握正确的使用方法和操作流程,观察患者的反应和治疗效果,通过规范操作和密切观察能避免并发症的发生,以达到促进疗效、减少损伤的目的。本节课我们一起来学习一下冰袋的使用规范。

(一)基础知识

冰袋是一种冰块的升级替代产品,是一种新颖冷冻介质,其解冻融化时没有水质污染,可反复使用,其有效使用冷容量为同体积冰的 6 倍,可代替冰块等。应用冰袋是冷敷疗法的一种形式,冷敷疗法就是利用低于人体温度的物质作用于体表皮肤,通过神经传导引起皮肤和内脏器官血管的收缩,从而改变机体各系统体液循环和新陈代谢,达到治疗的目的。

1. 目的

(1)减轻局部充血或出血:冷疗可使局部血管收缩,毛细血管通透性降低,减轻局部充血;还可使血流减慢,血液的黏稠度增加,有利于血液凝固而控制出血。适用于局部软组织损伤的初期、扁桃体摘除术后、鼻出血等患者。

(2)减轻疼痛:冷疗可抑制细胞的活动、减慢神经冲动的传导,降低神经末梢的敏感性而减轻疼痛;同时冷疗使血管收缩,毛细血管的通透性降低,渗出减少,从而减轻由于组织肿胀压迫神经末梢所引起的疼痛。适用于急性损伤初期、牙痛、烫伤等患者。

(3)控制炎症扩散:冷疗可使局部血管收缩,血流减少,细胞的新陈代谢和细菌的活力降低,从而限制炎症的扩散。适用于炎症早期的患者。

(4)降低体温:冷疗直接与皮肤接触,通过传导与蒸发的物理作用,使体温降低。适用于高热、中暑等患者。

2. 冷疗禁忌证

(1)血液循环障碍:常见于大面积组织受损、全身循环障碍、休克、周围血管病变、动脉硬化、糖尿病、神经病变、水肿等患者,因循环不良,组织营养不足,若使用冷疗,进一步使血管收缩,加重血液循环障碍,导致局部组织缺血缺氧而变性坏死。

(2)慢性炎症或深部化脓病灶:因冷疗使局部血流减少,妨碍炎症的吸收。

(3)组织损伤、破裂或有开放性伤口:因冷疗可降低血液循环,增加组织损伤且影响伤合愈合,尤其是大范围组织损伤,应禁止用冷疗。

(4)对冷过敏者:对冷过敏者使用冷疗可出现红斑、荨麻疹、关节疼痛、肌肉痉挛等过敏症状。

（5）慎用冷疗法的情况：如昏迷、感觉异常、年老体弱者、婴幼儿、关节疼痛、心脏病、哺乳期产妇胀奶等应慎用冷疗法。

（6）冷疗的禁忌部位：①枕后、耳郭、阴囊处用冷易引起冻伤。②心前区用冷可导致反射性心率减慢、心房颤动或心室颤动及房室传导阻滞。③腹部用冷易引起腹泻。④足底用冷可导致反射性末梢血管收缩影响散热或引起一过性冠状动脉收缩。

3.操作前准备

（1）评估患者并解释

1）评估：患者的年龄、病情、意识、体温、治疗情况、局部皮肤情况、活动能力、合作程度、心理状态、有无感觉障碍或对冷过敏等。

2）解释：向患者及家属解释使用冰袋的目的、方法、注意事项及配合要点。

（2）患者准备：①了解冰袋使用的目的、方法、注意事项及配合要点。②舒适体位、愿意合作。

（3）护理员准备：①衣帽整齐，修剪指甲。②洗手，戴口罩。

（4）用物准备：①治疗车上层治疗盘内备冰袋、布套、毛巾；治疗盘外备冰块、帆布袋、木槌、脸盆及冷水、勺、手消毒液。②治疗车下层备生活垃圾桶、医疗垃圾桶。

（5）环境准备：室温适宜，酌情关闭门窗，避免对流风直吹患者。

（二）冷疗操作流程

1.准备冰袋　①备冰：将小冰块放入盆中用冷水冲去棱角，避免棱角引起患者不适及损坏冰袋。②装袋：将冰块装袋至1/2～2/3满，便于冰袋与皮肤接触。③排气：排出冰袋内空气并夹紧袋口，空气可加速冰的融化，且无法与皮肤完全接触，影响治疗效果。④检查：用毛巾擦干冰袋，倒提，检查冰袋有无破损、漏水。⑤加套：将冰袋装入布套，避免冰袋与患者皮肤直接接触，也可吸收冷凝水汽。

2.核对　携用物至患者床旁，核对患者床号、姓名、腕带，确认患者身份。

3.放置位置　高热降温置冰袋于前额、头顶部和体表大血管流经处（颈部两侧、腋窝、腹股沟等）；扁桃体摘除术后将冰囊置于颈前颌下。放置前额时，应将冰袋悬吊在支架上，以减轻局部压力，但冰袋必须与前额皮肤接触（图6-1）。

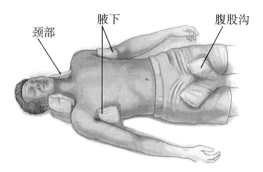

颈部　　腋下　　腹股沟

图 6-1　常见的冰袋放置位置

4. 放置时间　不超过 30 分钟,以防产生继发效应。

5. 观察　效果与反应,如局部皮肤出现发绀、麻木感等,立即停止使用。

6. 操作后处理　撤去治疗用物,协助患者取舒适卧位,整理床单位,对用物进行处理。冰袋内冰水倒空,倒挂晾干,吹入少量空气,夹紧袋口备用;布袋送洗。

7. 洗手、记录　记录用冷的部位、时间、效果、反应,便于评价效果。

8. 操作流程　见图 6-2。

(三)注意事项

(1)随时观察,检查冰袋有无漏水,是否夹紧。冰块融化后应及时更换,保持布袋干燥。

(2)使用冰袋过程中要了解患者的感觉,倾听患者主诉,观察用冷部位局部情况,皮肤的色泽及反应,如果感到不适或疼痛,皮肤出现紫斑或水疱时,应立即停止使用,防止冻伤。

(3)每次冷敷时间不宜过长,一般以 20 ~ 30 分钟为宜。如果需要长时间冷敷时,应每次冷敷 20 ~ 30 分钟后,休息 1 小时。

(4)对老年人、婴幼儿、身体虚弱者,失去知觉或瘫痪者,要特别小心谨慎,防止冻伤的发生。

(5)如为了降温,冰袋使用后 30 分钟需测体温,当体温降至 39 摄氏度以下,应取下冰袋,做好记录。

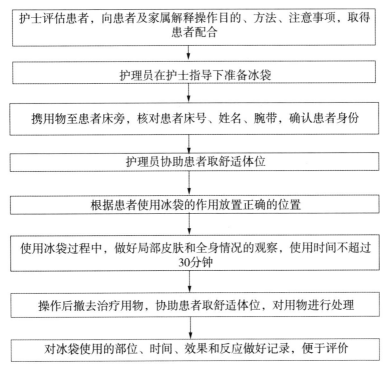

护士评估患者，向患者及家属解释操作目的、方法、注意事项，取得患者配合

护理员在护士指导下准备冰袋

携用物至患者床旁，核对患者床号、姓名、腕带，确认患者身份

护理员协助患者取舒适体位

根据患者使用冰袋的作用放置正确的位置

使用冰袋过程中，做好局部皮肤和全身情况的观察，使用时间不超过30分钟

操作后撤去治疗用物，协助患者取舒适体位，对用物进行处理

对冰袋使用的部位、时间、效果和反应做好记录，便于评价

图6-2 冰袋使用操作流程

（四）相关知识

1. 冻伤（常见并发症）

（1）发生原因：①冰袋温度过低，持续用冷时间过长，血管长时间收缩，导致局部营养、生理功能及细胞代谢均发生障碍，严重者可发生组织坏死；②末梢循环不良者，低温时加重血液循环障碍，导致局部组织缺氧而发生变性坏死。特殊患者感知反应差，多见于偏瘫患者、老年人、婴幼儿、昏迷等感觉迟钝的患者。

（2）临床表现：冻伤的局部组织皮肤颜色发生改变，表现为苍白、青紫伴水肿，感觉麻木。严重者局部皮肤颜色变黑、僵硬，甚至发生组织坏死。

（3）预防及处理：①治疗时向患者解释目的、意义、注意事项，在使用冰袋之前正确评估者年龄、病情、意识、体温、治疗情况、局部皮肤情况、活动能力等，查看冰袋无破漏，保证安全。②老年体弱、意识障碍、感觉迟钝的患者随时巡视，密切观察用冷部位皮肤的变化。③冰袋外包一层毛巾，避免直接接触皮肤。冷疗禁忌部位不宜用冷，以防冻伤。④严格掌握用冷时间，严密观察皮肤情况,如有苍白、青紫、灰白、颤抖、疼痛或麻木感等立即停止使用。⑤严格交接班,对于冻伤的患者,应立即给予冻伤局部的保暖,40～43摄氏度左右温水浸泡可帮助血液循环,如出现水疱,遵医嘱给予相应处理。

2.冷疗影响因素

(1)方式:冷应用方式不同效果也不同,湿冷的效果优于干冷。在临床应用中应根据病变部位和治疗要求进行选择。

(2)面积:冷疗法的效果与面积大小有关。应用面积大,则冷疗法效果就较强;反之,则较弱。

(3)时间:冷应用有一定的时间要求,在一定时间内其效应是随着时间的增加而增强,以达到最大的治疗效果。但如果时间过长,则会产生继发效应而抵消治疗效应,甚至还可引起不良反应,如疼痛、皮肤苍白、冻伤等。

(4)温度:冷应用时的温度与体表的温度相差越大,机体对冷刺激的反应越强;反之,则越小。其次,环境温度也可影响冷效应。

(5)部位:皮肤较厚的区域,如脚底、手心,对冷热的耐受性大,冷热疗法效果也较差;而躯体的皮肤较薄,对冷热的敏感性强,冷热疗法效果也较好。血液循环良好的部位,可增强冷应用的效果。不同深度的皮肤对冷反应也不同,皮肤浅层,冷觉感受器较温觉感受器浅表且数量也多,故浅层皮肤对冷较敏感。

(6)个体差异:年龄、性别、身体状况、居住习惯、肤色等差别也会影响冷热治疗的效应。

小结

1.使用冰袋的目的:降温、止血、镇痛、消炎。

2.冷疗的禁忌证:血液循环障碍、慢性炎症或深部化脓病灶、组织损伤、破裂或有开放性伤口、对冷过敏、昏迷、感觉异常、年老体弱者、婴幼儿、关节疼痛、心脏病、哺乳期产妇胀奶等慎用冷疗法。

3.冷疗的禁忌部位:枕后、耳郭、阴囊处、心前区、腹部、足底。

4.使用冰袋的操作流程:①准备冰袋;②核对;③按要求放置;④放置时间不超过30分钟;⑤观察;⑥操作后处理;⑦洗手、记录。

5.使用冰袋的注意事项:检查冰袋有无漏水和融化并处理;随时观察用冷部位局部情况,防止冻伤;如为降温,使用后30分钟测量体温,做好记录。

📖 **同步练习** ▶

1.单选题

(1)以下哪项不是冷疗的禁忌证　　　　　　　　　　　　　　　　　　　　（　　）

　　A.血液循环障碍　　　　　　　　　　　B.慢性炎症

　　C.深部化脓病灶　　　　　　　　　　　D.软组织损伤48小时内

(2)物理降温后多长时间复测体温并记录　　　　　　　　　　　　　　　（　　）

　　A.15分钟　　　　　　　　　　　　　B.30分钟

　　C.40分钟　　　　　　　　　　　　　D.1小时

(3)使用冰袋时,下面哪项是错误的　　　　　　　　　　　　　　　　　　（　　）

　　A.装冰前用水冲去冰块的棱角　　　　　B.冰2/3满即可

　　C.扁桃体摘除术后冰袋置于颈部两侧　　D.一般冰袋治疗时间≤30分钟

2.判断题

(1)使用冰袋后复测体温时,不得在放置冰袋的腋下测量体温。　　　　　　（　　）

(2)有慢性炎症的患者可以使用冰袋消炎。　　　　　　　　　　　　　　　（　　）

(3)冷疗的目的有降温、镇痛、消炎,不包括止血。　　　　　　　　　　　　（　　）

(4)冰袋不能放置在枕后、耳郭、阴囊、心前区和足底处。　　　　　　　　　（　　）

(5)高温降温时冰袋置于前额、头顶处和体表大血管流经处(颈部两侧、腋窝、腹股

沟等)。　　　　　　　　　　　　　　　　　　　　　　　　　　　　　　　（　　）

(6)冰袋使用时间一般不超过30分钟。　　　　　　　　　　　　　　　　　（　　）

(7)冰袋融化后不用及时更换。　　　　　　　　　　　　　　　　　　　　　（　　）

(8)冰袋使用过程中局部皮肤出现苍白、青紫、灰白、颤抖、疼痛或有麻木感须立即停

止使用。　　　　　　　　　　　　　　　　　　　　　　　　　　　　　　　（　　）

第二节　热水袋的应用

【学习目标】

1.知识目标:了解热水袋的相关知识。

2.技能目标:掌握正确应用热水袋的方法及应用热水袋过程中的注意事项。

3.素质目标:正确使用热水袋。

(一)基础知识

热敷疗法能使局部的毛细血管扩张,加速血液循环,起到消炎、消肿、祛寒湿、减轻疼痛、消除疲劳的作用,使用热的物体如热水袋或热毛巾置于痛

处来消除或减轻疼痛的疗法。热水袋是较为常用的热敷工具,具有保暖、解除痉挛、缓解疼痛、促进浅表炎症消散和局限的作用,最终达到促进患者舒适的目的。

(二)热敷疗法操作流程

1. 操作前准备

(1)评估患者及解释:①评估患者的年龄、病情、体温、意识、局部皮肤状况、活动能力、合作程度。②向患者及家属解释使用热水袋的目的、方法,以及注意事项和配合要点。

(2)患者准备:①了解使用热水袋的目的、方法、注意事项及配合要点。②体位合适,并愿意合作。

(3)护理员准备:洗手,戴口罩。

(4)环境准备:调节室温,酌情关闭门窗,避免风吹受冷。

(5)用物准备:热水袋及套、水温计、毛巾、盛水容器、热水、干毛巾、手消毒液、医疗垃圾桶、生活垃圾桶。

2. 操作步骤

(1)调节温度:成人适宜温度为 60～70 摄氏度,对于昏迷、老人、婴幼儿、感觉迟钝、循环不良等患者,水温应低于 50 摄氏度。

(2)备热水袋:①将热水袋放平去塞,一手持袋口边缘,一手灌入热水,边灌边提高热水袋口,以免热水溢出,灌至 1/2～2/3 满即可。②灌水后,将热水袋慢慢放平,排尽袋内空气,拧紧塞子,擦干后倒提,并轻轻抖动几次,检查有无漏水,装入布套中。

(3)核对:协助患者取舒适体位,检查患者皮肤有无破损。

(4)放置:将热水袋放置在所需部位,袋口朝身体外侧,避免烫伤。

(5)时间:用热不超过 30 分钟,以防产生继发效应。

(6)观察:①观察患者体温,四肢末梢循环及局部皮肤情况。②如皮肤出现潮红、疼痛时,应立即停止使用。③应及时更换热水,保持水温。

(7)操作后处理:将热水袋倒空,倒挂晾干后,吹入少许空气,拧紧袋口存,放于干燥阴凉处,以免两层橡胶粘连。

(8)洗手记录:记录热疗部位、时间、效果及反应。

(三)注意事项

(1)热疗法的禁忌情况,不宜使用热水袋。

(2)使用热水袋部位皮肤如有破损,禁止使用。

（3）婴幼儿、老人、末梢循环不良、麻醉未清醒、昏迷等特殊患者使用热水袋，应调节水温至 50 摄氏度以内，并用大毛巾包裹，以免烫伤，加强巡视。

（4）炎症部位热敷时，灌水 1/3 满，以免压力过大引起疼痛。

（5）经常观察皮肤情况，如出现潮红、疼痛时，立即停止使用，并在局部涂抹凡士林保护皮肤。

（6）经常检查热水袋有无破损，以防漏水。

（7）如需保持水温，应及时更换热水。

（四）相关知识

1. 常见并发症——烫伤

（1）发生原因：①温度过高引起局部烫伤，如接触 70 摄氏度的温度持续 1 分钟以上、接触 60 摄氏度的温度持续 5 分钟以上。②特殊患者感知反应差，持续接触热水袋，导致局部烫伤。③热水袋漏水造成烫伤。

（2）临床表现：局部皮肤发红，出现大小不等的水疱。

（3）预防与处理：①向患者解释目的、意义、注意事项，保证热疗安全。②准确测量水的温度，选择适宜的水温。③隔一层毛毯或外包一层毛巾，避免直接接触皮肤。④严密观察皮肤情况，避免烫伤发生。⑤皮肤发红者立即停止热敷，并在局部涂凡士林，可给予冷敷，有水疱者按浅二度烧伤治疗。

2. 其他并发症

（1）肌内注射青霉素后局部热敷导致过敏反应的现象：临床表现为局部发红，外观似急性炎症表现，但不痛、不肿，仅感瘙痒，无感染化脓发生。

（2）化学药物外漏后热敷至皮肤大面积坏死：临床表现为局部皮肤剧痛、发热、肿胀、变色，继之出现色素沉着，皮肤感觉麻木迟钝，严重者局部皮肤发黑、坏死、溃烂。

3. 热疗常用方法　热疗法分为干热法和湿热法。干热法常用方法包括热水袋、红外线灯及烤灯等；湿热法常用方法包括热湿敷、热水坐浴、温水浸泡等。

4. 热疗法的禁忌　①未明确诊断的急性腹痛；②面部危险三角区的感染；③各种脏器的出血、出血性疾病；④软组织损伤或扭伤的初期（48 小时内）；⑤其他，包括心肝肾功能不全者、皮肤湿疹、急性炎症、孕妇、金属移植部位、人工关节、恶性病变部位、睾丸、麻痹、感觉异常者、婴幼儿、老人等慎用热疗。

📋 **小结**

　　热敷疗法能使局部的毛细血管扩张,血液循环加速,起到消炎、消肿、祛寒湿、减轻疼痛、消除疲劳的作用。热水袋是较为常用的热敷工具,具有保暖、解除痉挛、缓解疼痛、促进浅表炎症消散的作用。希望通过本节内容的学习,护理员能够了解热敷疗法的相关知识,掌握正确应用热水袋的操作方法及注意事项,更好地为患者提供专业化的照护。

📖 **同步练习** ▶

1. 单选题

(1)热水袋的使用时间为　　　　　　　　　　　　　　　　　　　　　(　　)
　　A.1 小时以上　　　　　　　　　　B.45～60 分钟
　　C.30～45 分钟　　　　　　　　　　D.30 分钟以内

(2)对昏迷、感觉迟钝、循环不良等患者及老人、婴幼儿,热水袋应灌水至(　　　　)满。
　　A.1/3 以内　　　　　　　　　　　B.1/3～1/2
　　C.1/2～2/3　　　　　　　　　　　D.2/3 以上

2. 判断题

(1)使用热水袋时应保证热水温度,达到治疗效果。　　　　　　　　(　　)

(2)热水袋水温应调节在 50 摄氏度以内。　　　　　　　　　　　　(　　)

(3)局部烫伤是热水袋最常见的并发症。　　　　　　　　　　　　　(　　)

(4)使用热水袋时应注意观察局部皮肤情况,如有皮肤潮红应立即停止使用,并涂抹凡士林。　　　　　　　　　　　　　　　　　　　　　　　　　　(　　)

(5)未明确诊断的急性腹痛、面部危险三角区感染、各种脏器出血、出血性疾病、软组织损伤或扭伤 3 天后忌用热水袋。　　　　　　　　　　　　　　(　　)

第三节　助行器的应用

【学习目标】

1.知识目标:掌握助行器使用的适应证。

2.技能目标:①掌握助行器使用方法(重点);②了解助行器使用中的注意事项(难点)。

3.素质目标:了解老年人预防跌倒的知识。

（一）基础知识

1. 概念

（1）助行器指辅助人体支撑体重,保持平衡和助行的工具。也称步行器,是一种三边形(前面和左边两侧)的金属框架,一般用铝合金材料制成,自身很轻,可将患者保护在其中。

（2）助行器可支撑体重,便于站立或助行,其支撑面积大,故稳定性好,在保持平衡、保障患者安全的情况下得到有效的康复锻炼的技术,适用于行动不便、弱视、下肢手术后、老年人和残疾人。

2. 目的 协助患者完成日常生活和工作需要。

3. 注意事项

（1）使用前告知患者助行器的意义和重要性,做好解释工作,取得患者的配合。

（2）患者在使用助行器进行功能锻炼时,医务人员必须评估病情,是否具有行走能力,保证安全环境,确保患者的安全和有效锻炼。

（3）告知患者在使用助行器时避免重心过于前倾或后仰,迈步时不要过于靠近助行器,否则易造成跌倒。

（4）步行时不要把助行器放置离患者太远,否则会扰乱平衡,使助行器的底部不能牢固地放在地面负重。

（5）告知患者在使用助行器后如有不适及时告知医护人员,起始行走时间不宜过久,速度不宜过快。

（6）上下肢衰弱、不协调或均受累而不能通过手、腕负重的患者不宜使用助行器。

（二）助行器使用流程

1. 物品准备 助行器(图6-3)。

2. 使用流程

（1）检查助行器性能是否完好。

（2）护理员向患者及家属解释操作目的及意义,取得患者配合后协助患者床旁坐起。

（3）患者床边静坐5~10分钟,无头晕症状后再做穿鞋站立准备。用健侧手握住助行器,另一侧手撑床,健侧足着地。

（4）调节助行器高度,两手臂自然下垂,使助行器顶部与手腕内侧的结合处齐平。

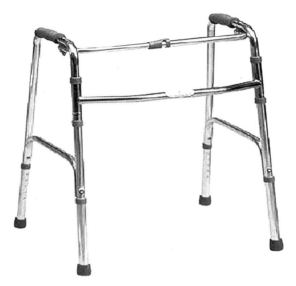

图 6-3　助行器

(5)双手支撑握住扶手,患腿向前摆动,重心前移;稳定后移动正常腿向前一步,可适当落在患腿前方(步骤:助行器→患腿→正常腿);重复这些步骤,向前行走。

(三)注意事项

(1)告知老年人使用助行器的注意事项。
(2)助行器应放置在老年人随手可及的固定位置。
(3)行走中避免拉、拽老年人胳膊,以免造成老年人跌倒和骨折。
(4)操作中密切观察患者是否出现体力不支,虚脱情况。

(四)相关知识

1.老年人预防跌倒的注意事项
(1)保持活动场面地面平整、干燥、无杂物。
(2)选择适当的辅助工具。
(3)衣服要舒适,鞋子要防滑。
(4)活动时避免走过陡的楼梯或台阶,尽可能使用扶手。
(5)起床、下床、转身、转头等动作要慢。
(6)避免去人多、湿滑的地方。

（7）避免去他人看不到的地方独自活动。

2.常见助行器的分类

（1）有适合室内使用的,也有适合室外使用的。

（2）有轻质金属制成方便提举的,也有较重但带轮子方便推行的。

（3）从结构上常可分为无轮、两轮和四轮,这几种助行器都能提供较好的稳定和支撑。

3.助行器的选择

（1）如果患腿无法负重,可以选择无轮的助行器。它的优点是支撑牢固、不易滑动,但行走速度相对较慢,适合术后早期训练。

（2）如果需要患腿部分负重,两轮助行器比较适合。没有轮子的两只脚可以防止助行器滚动滑走,带轮子的脚方便推行。

（3）使用前提是必须有一定的活动能力,能够维持正常行走步态。

小结

1.使用助行器迈步时,步幅适中,否则会有向后跌倒的风险。

2.行走时不要把助行器放的离患者太远,否则会干扰平衡。

3.将助行器调的过高,行走起来会费力,并有跌倒风险。

4.坐下和起身时不要倚靠在助行器上,否则容易随助行器一起跌倒。

5.确保患者体力充沛,衣着宽松,鞋子防滑舒适。

案例分析

张某,男,74岁,诊断为"左侧髋关节置换术后"。患者术后,左侧下肢肌力差,部分负重,需要使用助行器协助行走,护理员小李照顾张爷爷日常生活,照护过程中需在护士的指导下协助张爷爷使用助行器下地行走锻炼。

请问:护理员在协助患者下地使用助行器过程中,需要注意什么?

<table>
<tr><td>第四节</td><td>轮椅、平车的应用</td></tr>
</table>

【学习目标】

1.知识目标:通过自主学习轮椅平车的适用人群及方法,护理员能够正确选择合适的工具及方法,安全有效省力地转运患者。

2.技能目标:通过练习如何正确运用各种工具,护理员能够熟练规范转移患者。

3.素质目标:通过探究学习搬运过程中遇到的各种问题,护理员能够根据患者的各种特殊情况,主动积极地协助护士采取相应的措施,满足患者的需求。

轮椅、平车的应用是医院护理员工作中的一部分,本节结合护理员转移患者时的必备知识和关键技能,重点介绍如何正确使用轮椅和平车转移患者。这些内容与护理员的日常工作息息相关,通过学习可以提高护理员转移患者时的安全性、节力性、方便性及有效性,从而可以更好地为患者提供服务。

(一)基础知识

1.概念

(1)轮椅:轮椅是老年人得以自理的一种重要康复工具。许多老年患者虽然丧失了行走能力,但借助轮椅,就可以自由活动,还可以通过轮椅锻炼身体,提高老年人对生活的信心,增加生活乐趣。

(2)平车:医用平车是指医院内在年老体弱或受伤行动不便的患者进行检查时应用的一种运输工具。

2.目的

(1)轮椅:①护送不能行走但能坐起的患者入院、出院、检查、治疗或室外活动。②帮助患者下床活动,促进血液循环和体力恢复。

(2)平车:运送不能起床的患者入院,做各种特殊检查、治疗、手术的转运。

(二)轮椅平车使用流程

1.操作前准备

(1)工作人员准备

1)评估:患者的体重、意识状态、病情、躯体活动能力、损伤部位及理解合作程度。

2)解释:向患者及家属解释搬运的步骤及配合方法。

(2)患者准备:了解搬运的步骤及配合方法。

(3)物品准备:①轮椅(各部件性能良好)、毛毯(根据季节酌情准备)、别针、软枕。②平车(各部件性能良好,车上置以被单和橡胶单包好的垫子和枕头),带套的毛毯或棉被。如为骨折患者,应有木板垫于平车上,并将骨折部位固定稳妥;如为颈椎、腰椎骨折患者或病情较重的患者,应备有帆布中单或布中单。

2.轮椅、平车转移患者操作流程 见图6-4、6-5。

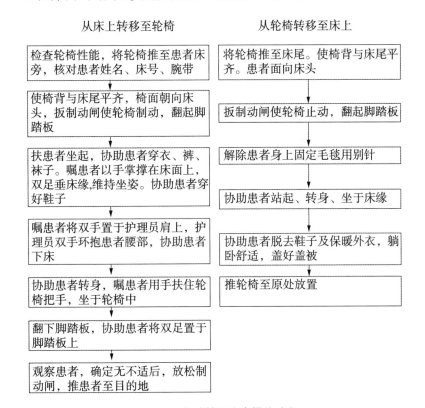

图6-4 轮椅转移患者操作流程

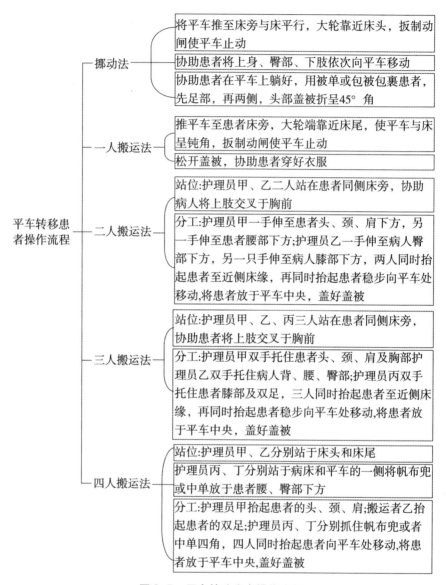

图 6-5　平车转移患者操作流程

（三）注意事项

1. 轮椅　①检查轮椅的车轮、椅座、椅背、脚踏板、制动闸等各部件性能,保证安全。确认患者,避免差错。②操作中告知患者感觉不适时,要立即告知护理员。③操作中搬运患者时要确保患者安全,防止将患者摔倒。④过门槛时,翘起前轮,避免过大震动。下坡时,护理员抓紧扶手,倒退下行,保证患者安全。⑤根据室外温度适当地增加衣服、盖被(或毛毯),以免患者受凉。

2. 平车　①检查平车的车轮、车面、制动闸等各部件性能,保证安全。确认患者,避免差错。②护理员在护士指导下搬运患者,根据患者病情及体重,确定搬运方法。搬运前,做好平车制动,防止平车滑动,保证安全。③推送患者时,护理员应位于患者头部,随时注意患者病情变化。推行中,平车小轮端在前,转弯灵活,速度不可过快。上下坡时,患者头部应位于高处,减轻患者不适,保证患者安全。④安置好患者身上的导管等,避免导管脱落、受压或液体逆流。⑤搬运时注意动作轻稳、准确,确保患者安全、舒适。⑥保证患者的持续性治疗不受影响。

（四）相关知识

1. 推轮椅方法　①平地推轮椅法:在平地应用轮椅时,护理员站在轮椅的后面,两手扶车把前进。②上、下斜坡推轮椅法:上斜坡时护理员须站在轮椅的后方,将轮椅直接向上推。下斜坡时调转轮椅方向,轮椅倒退下行,护理员面对轮椅以便控制速度,并注意观察背后情况。③推轮椅进出电梯:老年人和护理员都背向电梯口,护理员在前,轮椅在后。进入电梯后,老年人和护理员调整方向,背向电梯口,拉好刹车,固定轮椅。出电梯时,护理员在前,轮椅在后。④转弯:行进中靠右行驶,当接近人群或需要转弯时,应给予提示并减速,如左转时,左手轻拉住车把手,右手缓慢推动轮椅,通过弧线调整方向,然后继续前进。

2. 平车转移法用具　①新型平车;②平车转移垫。

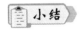 小结

转移患者要注意,安全永远位第一。
踩好刹车再转移,考虑全面不漏遗。
轮椅推行扶手把,下坡倒推慢慢移。
平车头在小轮端,头在高位切勿急。
导管固定要妥当,安全转移心欢喜。

案例分析 ▐▶

患者王阿姨少量脑出血合并肺炎,可自主活动,体重 40 千克,痰黏稠不易咳出,现需离开病区前往 CT 室行 CT 检查。

请问:①护理员应做哪些准备工作? 选择哪种转移工具以及转移或搬运方法? ②在应用此工具时的注意事项有哪些? 如何确保患者的安全?

同步练习 ▐▶

单选题

(1)应用轮椅时的注意事项不正确的是　　　　　　　　　　　　　　(　　)

　　A.下坡时,倒转轮椅,使轮椅缓慢下行,患者头及背部应向后靠紧轮椅

　　B.推送过程中嘱患者抓紧扶手,保证患者安全

　　C.使用前应先检查轮椅,保证完好无损方可应用

　　D.轮椅放置位置合理,做好外出准备,再行转移

(2)应用平车时的注意事项不正确的是　　　　　　　　　　　　　　(　　)

　　A.搬运前,做好平车制动,防止平车滑动,保证安全

　　B.推行中,平车大轮端在前,转弯灵活,速度不可过快

　　C.上下坡时,患者头部应位于高处,减轻患者不适

　　D.搬运时注意动作轻稳、准确,确保患者安全、舒适

(3)推行轮椅时的注意事项不正确的是　　　　　　　　　　　　　　(　　)

　　A.在平地应用轮椅时,护理员站在轮椅的后面,两手扶助车把前进

　　B.下斜坡时轮椅应倒退下行,护理员面对轮椅以便控制速度,并注意观察背后情况

　　C.老年人和护理员都面向电梯口,护理员在后直接推入

　　D.行进中靠右行驶,当接近人群或需要转弯时,应给予提示并减速

第五节　体位垫、保护用具的应用

【学习目标】

1.知识目标:了解患者易出现压疮的部位。

2.技能目标:熟悉选择合适体位垫及保护用具的方法。

3.素质目标:能够在护士指导下应用体位垫及保护用具的方法。

体位垫为解决长期卧床患者在治疗中特殊体位的保持问题,其结构包

括支撑体,在支撑体上设有躯体支撑面,躯体支撑面为倾斜面、凹槽形面、弧形坡面等。由护士综合评估患者及其家属的生理、心理及社会等方面的需要,护理员在护士的指导下为不同患者选择合适的体位垫,可有效预防患者并发症、保持体位舒适、减轻患者痛苦,同时提高整体照护能力。

保护具是用于对意识模糊、躁动等有安全隐患的患者提供全面健康维护的保护用品,确保患者安全,提高患者生活质量。由护士综合评估患者及其家属的生理、心理及社会等方面的需要,护理员在护士的指导下采取必要的安全措施,同时提高整体照护能力。

一、体位垫的应用

(一)基础知识

1. 概念 体位垫采用优质高密度面作支撑,外面用棉布或合成革包裹,具有透气性好、易于清洁、结构简单实用、应用方便的优点。

2. 目的 长期卧床及康复期患者的体位支撑和骨隆突处皮肤组织保护,有效地预防压疮发生,要根据不同部位选择合适的体位垫,可以增加患者舒适度,减轻痛苦,促进康复。

3. 适用范围 头、手臂、肩、背、胸、脚踝、足跟、骶尾、臀部等全身各部位。

4. 种类 俯卧位体位垫、侧卧位体位垫、梯形垫、上肢体位垫、下肢体位垫、三角垫、手术垫、踝骨体位垫、脚部体位垫、手部体位垫等。

5. 安全提示
(1)放置体位垫前,在护士指导下评估患者全身皮肤情况。
(2)在护士指导下根据患者身体活动情况选择合适的体位。
(3)操作后检查患者其他肢体是否受压,防止压疮发生。

(二)体位垫使用流程

1. 操作前评估
(1)评估患者并解释:①评估患者的年龄、体重、病情、皮肤情况、心理状态及合作程度。②向患者及家属解释使用体位垫的目的、方法,取得患者配合。
(2)患者准备:①了解使用体位垫的目的、过程及配合要点。②情绪稳定,愿意配合。

（3）环境准备：整洁、安静，温度适宜，光线充足。

（4）护理员准备：衣物整洁得体，洗手，视患者病情决定护理员人数。

（5）物品准备：根据患者病情选择合适的体位垫。

2. 操作过程

（1）关闭门窗，床帘遮挡，调节室温至 24～25 摄氏度。

（2）根据患者病情调整合适体位。

（3）改变体位过程中观察患者全身皮肤有无破损。

（4）先将患者移至床的一侧，再将患者翻身侧卧。

（5）一名护理员扶住患者，另一名护理员将侧卧体位垫放置在患者背后，告知患者倚靠在体位垫上。

（6）一名护理员将患者上侧下肢抬起，另一名护理员将下肢体位垫放于两腿之间，并使双下肢处于功能位。

（三）注意事项

（1）根据患者病情选择合适的体位垫。

（2）翻身时不可拖拉患者，以免擦伤皮肤；两人协助翻身时，动作协调轻柔。

（3）翻身后要检查患者身下或肢体间是否有其他物品。

（4）翻身时，确保患者安全，必要时使用床档保护。

（5）注意体位垫与皮肤接触的部位，防止压疮形成。

（四）相关知识

1. 不同体位垫的作用说明

（1）俯卧体位垫：为俯卧位手术提供保护垫，减轻胸部压力，维持良好呼吸循环功能，适用于脊柱手术患者（图 6-6）。

（2）侧卧位体位垫：适用于所有侧卧位手术，为侧卧位手术患者减轻肩部和上肢的压力（图 6-7）。

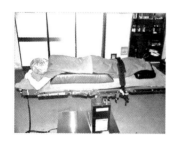

图 6-6　俯卧体位垫

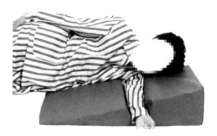

图 6-7　侧卧位体位垫

（3）梯形垫：适用于人工髋关节置换术，可有效预防术后脱位（图6-8）。

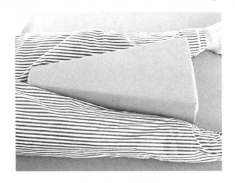

图6-8　梯形垫

（4）上肢/下肢体位垫：适用于患者四肢骨折的体位支撑及骨突处软组织保护（图6-9、图6-10）。

（5）三角垫：适用于下肢手术、胫腓骨及股骨骨折后牵引的体位护理（图6-11、图6-12）。

（6）脚部/手部体位垫：使手、脚及足跟离开床面1~2厘米，避免近关节骨突处皮肤受压，有效预防四肢关节的非功能位僵直（图6-13）。

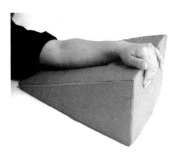

图6-9　上肢体位垫

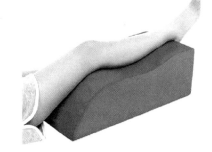

图6-10　下肢体位垫

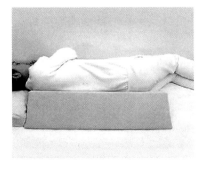

图6-11　三角垫（1）

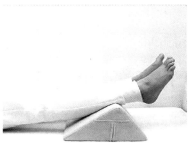

图6-12　三角垫（2）

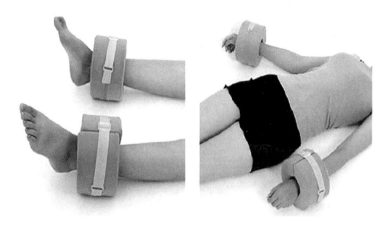

图6-13　脚部/手部体位垫

2.凝胶手术体位垫　指凝胶材质的手术体位垫,手术体位垫是各大医院手术室必备手术辅助工具,放在患者身体之下,用来减少患者因手术时间过长而导致压疮的发生概率。

二、保护用具的应用

(一)基础知识

1.概念　保护用具是用来限制患者身体某部位的活动来维护患者的安全与治疗效果。目的是为了防止患者危险行为的发生,避免伤害他人和自伤;保证患者安全,确保医疗护理操作的顺利进行。

2.适用范围

(1)小儿患者:因认知及自我保护能力尚未发育完善,尤其是未满6岁的儿童,易发生坠床、撞伤、抓伤等意外或不配合治疗等行为。

(2)坠床概率高者:如麻醉后未清醒者、意识不清、躁动不安、失明、痉挛或年老体弱者。

(3)实施某些眼科特殊手术者:如白内障摘除术后患者。

(4)精神病患者:如躁狂症、自我伤害者。

(5)易发生压疮者:如长期卧床、极度消瘦、虚弱者。

(6)皮肤瘙痒者:包括全身或局部瘙痒难忍者。

3.使用原则

(1)知情同意原则:使用前向患者及家属解释所需保护用具的原因、目的、种类及方法,取得患者和家属的同意与配合。如非必须使用,则尽可能不用。

(2)短期使用原则:使用保护用具要确保患者的安全,且只宜短期使用。

(3)随时评价原则:应随时评价保护用具的使用情况。评价依据如下:①能满足保护用具使用患者身体的基本需要,患者安全、舒适、无血液循环障碍、皮肤破损、坠床、撞伤等并发症或意外发生。②患者及家属了解保护用具使用的目的,能够接受并积极配合。③各项检查、治疗及护理措施能够顺利进行。

4.常用保护具的使用方法

(1)床档:主要用于预防患者坠床,常见有多功能床档、半自动床档及栏式床档围。

(2)约束带:用于保护躁动患者,约束失控的肢体活动,防止患者自伤或坠床,根据使用部位的不同,约束带可分为肩部约束带、手肘约束带或肘部保护器、约束手套、约束衣及膝部约束带等。

(3)支被架:用于肢体瘫痪或极度衰弱的患者,防止盖被压迫肢体而造成不舒适感或足下垂等,也可用于烧伤患者采用暴露疗法需保暖时,使用时将支被架罩于防止受压的部位,盖好棉被。

(二)注意事项

(1)保持肢体及各关节处于功能位,并协助患者经常更换体位,保证患者安全、舒适。

(2)使用约束带时,首先应取得患者及家属的知情同意。使用时,约束带下须垫衬垫,固定松紧适宜,并定时松解,每2小时放松约束带一次,注意观察受约束部位的末梢循环情况,每15分钟观察一次,发现异常及时处理,必要时进行局部按摩,促进血液循环。确保患者能随时与医务人员取得联系,如呼叫器的位置适宜或有陪护人员监测,保障患者的安全。

(3)记录使用保护用具的原因、时间、观察结果、相应的护理措施及解除约束的时间。

小结

体位垫及保护用具的应用是护理员照护患者的必备知识之一。本节内容着重描述了为失去生活自理能力的颈椎骨折或截瘫患者变换体位的照护要点,希望通过本节内容的学习,护理员能够掌握体位垫和保护用具的分类及使用方法,为不同的患者选择合适的体位垫、保护用具,在护理截瘫患者、老年体弱患者时,增加患者舒适度及防止皮肤压疮具有重要的指导意义。

案例分析 ▶

患者,男,78岁,因肺部感染合并呼吸衰竭入住 ICU,患者神志清楚,烦躁,且不配合医疗护理工作,多次拔除心电监护及各种管路。

请问:应对该患者应采取哪些保护用具的使用及护理措施? 注意事项是什么?

同步练习 ▶

1. 单选题

(1)体位垫的种类包括 （ ）

　　A. 俯卧位体位垫、侧卧位体位垫

　　B. 梯形垫、上肢/下肢体位垫、三角垫、手术垫

　　C. 踝骨体位垫、脚部体位垫、手部体位垫

　　D. 以上均是

(2)体位垫的适用范围 （ ）

　　A. 头、手臂、肩　　　　　　　B. 背、胸、脚踝、足跟

　　C. 骶尾、臀部　　　　　　　　D. 以上均是

(3)不需要使用保护具的患者是 （ ）

　　A. 意识不清者　　　　　　　　B. 视力障碍者

　　C. 高热躁动者　　　　　　　　D. 输液时的婴儿

(4)患者,女,62岁,下肢瘫痪,长期卧床并用盖被保暖。为保护双足功能,可选用的保护具是 （ ）

　　A. 床档　　　　　　　　　　　B. 宽绷带

　　C. 肩部约束带　　　　　　　　D. 支被架

2. 判断题

(1)踝骨体位垫、脚部体位垫、手部体位垫应使手、脚及足跟离开床面 1~2 厘米,避免近关节骨突处皮肤受压,可有效预防四肢关节的非功能位僵直。 （ ）

(2)三角垫适用于人工髋关节置换术,可有效预防术后脱位。 （ ）

第七章　中医及康复护理

随着社会的发展和医疗水平的提高,人口死亡率降低,康复对象增多,据统计我国60%的老年人伴有老年病和慢性病,另外年轻的伤残对象增多,如交通事故、高空坠落伤、年轻化的脑血管意外等,均有康复需求。早期的功能位摆放、肢体关节活动度的训练、体位转换技术的应用等,可以预防并发症的发生,尽可能促进或改善继发性的功能障碍,最大限度地提高或恢复患者生活自理能力,使其重返家庭,回归社会,最终提高生存质量。本章主要介绍协助患者功能位摆放、协助肢体被动活动等内容,掌握常见康复技能的运用及照护,了解基本的中医护理知识、患者运用中医传统疗法后的照护,以及中药饮片的煎煮方法和注意事项。

第一节　中医护理

【学习目标】

1. 知识目标:了解中医护理的特点,掌握常见的中医传统疗法。
2. 技能目标:掌握中医传统疗法后患者的照护要点。
3. 素质目标:能够运用中医护理思维为患者提供照护。

一、中医护理知识

(一)基础知识

1. 概念　中医护理是以中医药理论为指导,结合预防、养生、保健、康复等各项医疗护理活动对患者及老、弱、幼、残加以照料,并施以独特的中医护理技术,以保护、维持、恢复人类健康的一门学科,整体观念和辨证施护是中医护理的核心。

2.目的　能应用中医思维分析问题,为不同需求患者提供合理的健康照护。

(二)四季调护

1.春季调护　阳春三月,气候转暖,万物复苏,自然界各种生物萌生发育,此时人体内的阳气也随着春天阳气的生发而向上、向外升发,顺应自然界春生之势,夜卧早起,宽衣松带,使心胸开阔,精神愉快,保持生机。此外,春季阳气刚升而未盛,乍暖乍寒,不宜过早地脱去棉衣,以防寒气乘虚而入,应尽可能迟地减去冬装,做到"春捂",以保证阳气生发的体内环境。

2.夏季调护　夏季气候炎热,雨水充沛,万物竞长,是一年中阳气最盛的季节。此时人体新陈代谢旺盛,阳气最易外泄,导致各种虚证,所以夏季应注意养护阳气。人们宜晚卧早起,保持心情愉快,勿发怒,使气机宣畅,同时夏季不宜贪凉,以免损伤阳气,同时应注意预防一些常见病证,如夏季感冒、中暑、细菌性痢疾、急性胃肠炎等。

3.秋季调护　秋季是热与凉交替的季节,自然界阳气渐收,阴气渐长,燥为秋令主气,其气清肃,其性干燥。此时应注意保养内守人体之阴气,皆以"养收"为调摄原则。人们应早睡早起,控制情绪,保持神志安宁,人们应有意识地进行防寒锻炼,逐渐增强体质,做到"秋冻",以顺应秋天阴精内蓄、阳气内守的需要。

4.冬季调护　冬季是一年中气候最为寒冷的季节,此时人体的新陈代谢也相对缓慢,以养精蓄锐,安度隆冬,为来春生机勃勃做好准备。冬季养生应注意避寒就温,敛阳护阴,注意收藏,人们应早睡晚起,以待日光,注意防寒保暖,严寒季节,寒气最易伤人,可诱发多种疾病。

整体观念和辨证施护是中医护理的核心特点,是灵活运用中医思维,为患者提供中医基本护理的基础。通过本节内容的学习,护理员能够运用中医护理思维为患者提供生活起居、情志、饮食、病情观察等中医基本护理方法的健康指导。

二、常见中医传统疗法的照护

中医传统疗法是以中医理论为基础,经络理论为指导的外治法,包括中医针灸疗法、中药热疗外敷、刮痧、拔罐、推拿按摩等,具有祛风散寒、活血化瘀、温经通络、消炎止痛等作用,对不同年龄阶段可起到良好的保健效果,在防治已病和调理未病方面效果显著,是祖国传统医学的重要组成部分。

（一）刮痧法

1.概念　刮痧法是用边缘钝滑的器具,如铜钱、瓷匙、水牛角、檀香木板等,蘸上水、香油或润滑剂等介质,在人体某一部位的皮肤上进行刮摩,使局部皮肤出现痧斑或痧痕的一种外治法。

2.目的　通过运用一定的刮具刮摩人体皮肤,作用于某些腧穴产生一定的刺激作用,一方面可以疏通经络,促使周身气血流畅,逐邪外出,达到治病的目的;另一方面可疏通经络,通调营卫,和谐脏腑,达到保健的目的。

3.刮痧的工具与常用部位

(1)刮痧工具的选择:刮痧板多采用牛角、嫩竹板、瓷器片等,形状多为长方形,边缘有圆形突起,圆润、光滑,刮痧时为了防止划破皮肤,需采用专业的刮痧油或者乳。

(2)刮痧的常用部位:刮痧常用部位有头部、颈部、胸部、肩背部(包括两肩部)、上下肢(包括上臂内侧、肘窝、下肢大腿内侧、足跟后跟腱)等。

4.适应证与禁忌证

(1)适应证

1)内科病证:眩晕、失眠、感冒、头痛、呕吐、腹泻等。

2)骨外科病证:腰腿痛、漏肩风、落枕等。

3)妇科病证:痛经、月经不调、乳腺增生、产后缺乳等。

4)五官科病证:牙痛、咽喉肿痛、近视、耳聋、耳鸣等。

(2)禁忌证

1)急性传染病、急腹症、重症心脏病、严重高血压等。

2)形体过于消瘦或久病体弱者或空腹者,皮肤有缺损或病变、下肢静脉曲张、有出血倾向者等。

3)妇女经期或妊娠期禁用。

5.刮痧法的照护要点

(1)刮痧部位的皮肤有轻微疼痛、灼热感,出现红紫色痧点或痧斑为正常表现,数日可消除。

(2)过度饥饿、过饱、紧张不宜立即进行刮痧术,急性扭挫伤、皮肤出现肿胀破溃者不宜进行刮痧术。

(3)刮痧结束后饮用一杯温水,不宜即刻食用生冷食物。

(4)出痧后4~6小时内不宜为患者洗澡,冬季应避免感受风寒,夏季避免风扇、空调直吹刮痧部位。

(5)在安排刮痧时间时,本次刮痧与前次刮痧应间隔3~6天,以皮肤痧退为准。

（6）治疗期间患者需注意休息，并保持心情愉快，饮食宜清淡、易消化，忌生冷油腻之品。

6. 不良反应的观察处理

（1）晕痧：表现为头晕、面色苍白、心慌、出冷汗、四肢发冷、恶心欲吐或神昏仆倒等。

（2）预防措施：空腹或过度劳累的患者忌刮，低血压、低血糖、过度虚弱和神经紧张的患者在医护人员评估下进行治疗，发现患者有晕痧表现立即上报医护人员。

（二）拔罐法

1. 概念　拔罐法是一种以罐为工具，利用燃烧、抽吸、蒸汽等方法造成罐内负压，使其吸附于体表腧穴或患处的一定部位，局部皮肤出现充血、瘀血等良性刺激表现，从而达到调节脏腑、平衡阴阳、疏通经络、防治疾病的方法。

2. 目的　用罐具通过吸拔病变部位或特定经络、穴位，将充斥于体表的病灶及经络、穴位乃至深层组织器官内的风寒、瘀血、热毒、脓血等排出体外，使邪出正复，气血通畅。

3. 罐具的种类

（1）常用罐具：玻璃罐、竹罐、陶罐。

（2）新型罐具：抽气罐、多功能罐。

4. 适应证与禁忌证

（1）适应证

1）外感风寒之头痛、咳嗽气喘。

2）关节疼痛、腰背酸痛。

3）脘腹胀满、腹痛泄泻。

4）疮疡将溃或已溃脓毒不泄的外科疾患及蛇伤急救排毒等。

（2）禁忌证

1）高热、抽搐和痉挛发作者。

2）急性严重疾病、慢性全身虚弱性疾病及接触性传染病有出血倾向的患者。

3）急性关节、韧带、肌腱严重损伤骨折或未完全愈合者。

4）皮肤有破溃或局部原因不明的肿块、过饥、醉酒、过饱、过度疲劳者。

5. 拔罐法的照护要点

(1)由于罐内空气负压吸引的作用,局部皮肤会出现与罐口相当大小的紫红色瘀斑,此为正常表现,数日方可消除。拔罐过程中如出现小水疱不必处理,可自行吸收,如水疱较大,护士会做相应处理。

(2)患者过于饥饿、疲劳,精神过于紧张时,不宜立即进行拔罐。

(3)拔罐过程患者保持舒适体位,以免罐具脱落损坏。

(4)结束治疗后患者需休息片刻后方可活动或离开。

(5)拔罐后次日观察罐斑是否淡化,如颜色加深泛红或有血肿出现应及时告知医护人员。

6. 不良反应的观察处理　若患者拔罐过程中出现头晕、心慌、恶心、面色苍白、呼吸急促、四肢厥冷、脉细数等现象,属于晕罐,要立即呼叫医护人员进行处理。

(三)灸法

1. 概念　灸法是利用燃烧某些材料产生的温热,或利用某些材料直接与皮肤接触来刺激身体的一定部位(穴位),从而预防或治疗疾病的一种治疗方法。

2. 目的　利用燃艾的温热力和芳香的药气刺激肌肤腧穴,通过经络传导,以激发人体脏腑经络的功能,调整机体阴阳气血,温经散寒、扶阳固脱、消瘀散结,从而达到防病、治病的目的。

3. 适应证与禁忌证

(1)适应证

1)艾条悬起灸适用于多种慢性病,如消化不良、贫血、低血压眩晕、失眠、肌肉劳损、关节痛和痛经、胎位不正等。

2)风寒湿痹、痿证和虚寒证等。

3)慢性虚寒性疾病,如胃脘痛、慢性支气管哮喘、风寒湿痹、半身不遂、神经衰弱。

(2)禁忌证

1)高血压、发热等均不宜施灸。

2)头、颜面部,血管表浅部位,孕妇腹部及腰骶部,皮肤局部有破溃或溃疡者不宜施灸。

3)对于体质虚弱、空腹、极度疲劳和对灸法恐惧者,应慎施灸,施灸过程刺激量不可过强,以防发生晕灸。

4. 灸法的照护要点

(1)施灸过程中勿随意更换体位以防烫伤。

(2)灸后休息片刻后方可离开。

(3)灸后注意保暖,避免受风,半小时内勿洗浴。

(4)施灸后要注意调养,宜保持心情愉悦,静心调养,戒色欲,勿劳累,施灸后如出现轻微咽喉干燥、大便秘结、失眠等现象,无须特殊处理。

(5)个别患者艾灸后局部皮肤可能出现小水疱,无须处理,可自行吸收,如水疱较大,及时报告医护人员予以处理。

(6)饮食宜清淡而富有营养,以助疗效。

5. 不良反应的观察处理 施灸患者突然出现头晕眼花、恶心、心慌出汗、面色苍白、脉细肢冷、血压降低,甚至晕厥等症状,属于晕灸,发现患者有晕灸的表现立即呼叫医护人员进行处理。

(四)推拿法

1. 概念 推拿法是指在中医基础理论指导下,根据病情在人体体表特定部位或穴位上,运用各种手法及某些特定的肢体活动进行按摩,以调节机体生理、病理状态,从而达到防治疾病的一种外治方法。

2. 目的 操作者通过手法所产生的外力,在人体特定的部位或穴位上做功,进而起到纠正解剖位置的作用,具有疏通经络、滑利关节、舒筋整复、活血祛瘀、调整脏腑气血、增强人体抗病能力等作用。

3. 适应证与禁忌证

(1)适应证

1)骨伤科疾病:颈椎病、落枕、腰椎间盘突出症、肩周炎、软组织扭伤等。

2)外科疾病:慢性前列腺炎、慢性阑尾炎、下肢静脉曲张等。

3)内科疾病:失眠、头痛、感冒、卒中后遗症、尿潴留等。

4)妇科疾病:月经失调、痛经、闭经、慢性盆腔炎等。

5)儿科疾病:小儿发热、腹泻、疳积、惊风、便秘、脱肛、肠套叠、哮喘等。

(2)禁忌证

1)未确诊的急性脊柱损伤。

2)有严重的心、脑、肺疾病及有出血倾向者。

3)皮肤破损处及瘢痕部位,妊娠妇女。

4)患各种骨折、骨质疏松、骨结核、急性传染病、精神病患者。

4. 推拿法的照护要点

(1)肿瘤或感染患者、女性经期腰腹部慎用,妊娠期腰腹部禁用推拿技术。

（2）推拿时及推拿后患者局部可能出现酸痛的感觉,多询问患者如有不适及时告知医护人员。

（3）推拿前后局部注意保暖,多饮温开水。

5. 不良反应的观察处理　突感精神疲乏,头晕目眩,面色苍白,恶心欲呕,多汗口干,心慌,四肢发冷,严重者神志昏迷或仆倒在地,唇甲青紫,甚至大、小便失禁等,属于晕推,发现患者有晕推的表现立即呼叫医护人员进行处理。

（五）中药熏洗法

1. 概念　中药熏洗法是将中药煎汤后,先用其蒸气熏疗,待其温后再淋洗、浸浴全身或患处的一种方法。

2. 目的　以中医理论为指导辨证选用相应的方药,然后煎煮趁热熏蒸、淋洗、浸浴患处,达到开泄腠理、祛风除湿、解毒消肿、杀虫止痒、通经活血、协调脏腑功能的目的。

3. 中药熏洗的方法　中药剂量一般为内服剂量的 3 倍左右,每剂中药应煎煮 3 次,将煎好的药液加入浴水中,浓度比一般为 1∶10 左右,将患肢在药液中浸泡 10～20 分钟。

4. 适应证与禁忌证

（1）适应证

1）内科疾病:感冒、咳嗽、哮喘、肺痈、头痛、中风、眩晕、呕吐、腹胀等。

2）外科疾病:痈疽、疮疡、乳痈、烫伤、丹毒等。

3）妇科疾病:痛经、带下病、外阴瘙痒、宫颈糜烂、盆腔炎、子宫脱垂等。

4）骨伤科疾病:骨折、骨质增生、滑囊炎等。

（2）禁忌证

1）中度以上高、低血压病史,心脏功能不良者慎用。

2）急性传染病、恶性肿瘤、昏迷、出血倾向,有严重哮喘病者、孕妇及女性月经期间应避免使用。

3）皮肤有较大面积创口时,具有严重过敏史的人应慎用。

5. 中药熏洗法的照护要点

（1）餐前餐后 30 分钟内不宜熏洗。

（2）熏洗要饮淡盐水或温开水 200 毫升,避免出汗过多引起脱水。

（3）不宜使用肥皂、浴液、浴露等,以免影响药效。

（4）熏洗过程中密切观察患者有无胸闷、心慌等症状,注意避风,冬季注意保暖,洗毕应及时擦干药液和汗液,暴露部位尽量加盖衣被防止患者受凉。

(5)熏洗完毕,注意保暖,避免直接吹风。

6. 不良反应的观察处理　熏洗过程中患者出现头晕、胸闷、心慌、气促等症状时,属于低血糖反应,应立即告知医护人员处理。

整体观念和辨证施护是中医护理的核心特点,是灵活运用中医思维,为患者提供中医基本护理的基础。本节着重介绍了中医传统疗法,包括中医针灸疗法、中药热疗外敷、刮痧、拔罐、推拿按摩等,具有祛风散寒、活血化瘀、温经通络、消炎止痛等作用。希望通过本节内容的学习,护理员能够运用中医护理思维为患者提供生活起居、情志、饮食、病情观察等中医基本护理方法的健康指导。

案例分析 ▶

王奶奶,64 岁,有糖尿病病史 1 年余,近来出现腹泻,一日 3 次,大便不成形,稀水样便。

请问:你会为王奶奶推荐什么中医传统疗法? 有哪些注意事项?

同步练习 ▶

1. 单选题

(1)熏洗时间一般是　　　　　　　　　　　　　　　　　　　　　　　　(　　)

    A. 10 ~20 分钟　　　　　　　　　　B. 5 ~15 分钟

    C. 40 ~50 分钟　　　　　　　　　　D. 1 ~2 小时

(2)刮痧间隔时间为　　　　　　　　　　　　　　　　　　　　　　　　(　　)

    A. 没有要求　　　　　　　　　　　B. 3 ~6 天

    C. 7 ~10　　　　　　　　　　　　　D. 10 ~14 天

2. 判断题

(1)拔罐时,由于罐内空气负压吸引的作用,局部皮肤会出现与罐口相当大小的紫红色瘀斑,此为正常表现。　　　　　　　　　　　　　　　　　　　　　　(　　)

(2)患者在刮完痧后可以直接喝凉水,洗澡。　　　　　　　　　　　　　(　　)

第二节　中药饮片的煎服方法及注意事项

【学习目标】

1. 知识目标:认识煎服方法对中药效果的影响。

2. 技能目标:掌握中药的煎煮方法、服用方法及煎煮中药的不良反应及处理。

3. 素质目标:可以正确煎煮中药,并能指导患者正确服用。

一、中药煎煮法

1. 基础知识　中药煎煮法是将药材加水煎煮去渣取汁成汤剂的方法,也称为水煮法,汤剂是中医临床最常用的一种剂型,其煎煮方法正确与否是确保疗效的关键,我们必须掌握正确的中药煎煮方法。

2. 一般煎法与过程

(1)煎药用具:以砂锅、瓦罐为好,搪瓷罐次之,因为此类容器材质稳定,且受热均匀,导热性能缓和,是较为理想的煎药容器。忌用铜、铁、铝等金属锅具,以免发生化学变化,影响疗效。

(2)煎药用水:煎药需用凉水或者凉白开,忌用开水煎药,煎药时应一次将水加足,避免在煎药过程中频频加水,如不慎将药煎煳,应弃去,不可加水再煎后服用。

(3)煎前泡药:药材煎前浸泡有利于有效成分的充分溶出,忌用沸水;一般复方汤剂加水搅拌后应浸泡30~60分钟,夏季室温高,浸泡30分钟为宜,冬天室温低,浸泡1小时左右为宜。

(4)煎药火候:煎药温度的高低,中医称为火候,即在煎药开始用武火,至水沸后再改用文火,并保持沸腾状态,即可减慢水分的蒸发,又有利于有效成分的煎出。

(5)煎药时间:煎药时间主要根据药物和疾病的性质而定,从沸水时开始计算。一般药物第一煎需20~30分钟。

3. 中药其他制成方法

(1)机器煎药:该法省时、省力,在临床广泛应用。

(2)中药颗粒的临床应用:中药配方颗粒是以符合炮制规范的优质中药饮片为原料,采用高新技术提取、浓缩、干燥、制粒而成的单味中药全成分浓缩颗粒,特点是不需煎煮,直接冲服,疗效稳定,携带方便,卫生、安全、防潮、防蛀,保质期长,调配方便、准确。

4. 保存方法　由于代煎中药为密封真空包装,所以保质期较自煎中药长。代煎中药常温可保存 2~3 天,在冰箱冷藏室 0~5 摄氏度范围保存,可保存 15 天,服用前需要加热。若发现药液袋鼓起、药液变味或有气泡等异常现象属变质,不可服用。

二、中药服药法

1. 基础知识　口服给药是临床主要的给药途径,严格按照医生交代服药,服药方法是根据病情和药性决定的,服药方法是否得当,对疗效有着直接影响。

2. 根据中药功效分类确定用药时间　适时服药是合理用药的重要方面,是充分发挥药效的重要因素,时间一般分为如下几种。

(1)空腹服:多指清晨时服药,此时胃肠内没有食物,可避免所服药物与食物混合,因而能迅速发挥药效。如驱虫药、峻下药等,均宜空腹服用。

(2)饭前服:指于饭前 0.5~1 小时服药,此时胃中没有食物,有利于药物的消化吸收。如补益药及治疗胃肠道疾病的药物,均宜饭前服用。

(3)饭后服:指于饭后 0.5~1 小时服药,可减轻药物对胃肠道的刺激,故健胃药和对胃肠道有刺激性的药物,均应在饭后服用。

(4)睡前服:如安神药用于安眠时宜在睡前半小时服,以便于安眠。

(5)定时服:有些疾病定时发作,只有在发病前服药才能发挥药效。如治疟药应在疟疾发作前 1~2 小时服用。

3. 服药禁忌　服药期间,凡属生冷、油腻、辛辣、海腥、腥臭等不易消化及有特殊刺激性的食物,应忌口,脾胃虚弱者尤其要注意,忌服醋和生冷食物,服用泻下剂后,应注意饮食,不宜进食生冷及不易消化的食物。

4. 口服中药的不良反应及处理　口服中药或中成药引起过敏是较常见的不良反应,如出现全身发红、瘙痒、起水疱、面部水肿、头痛、头晕、胸闷、心慌、口腔溃疡、肾功能损害及恶心、呕吐等胃肠道反应等。一旦出现过敏,立即停止给药,及时告知医护人员。

小结

　　本节内容重点介绍了中药饮片的煎服方法及注意事项,希望通过本章节内容的学习,护理员能够掌握中药的煎煮方法、服用方法及煎煮中药的不良反应及处理,并能够指导患者正确服用。

同步练习

判断题

(1)中药煎干或煎煳,可以加水重新煎煮。　　　　　　　　　　　　　　　(　　)

(2)补益药、不宜出汁的根茎,需煮沸后改用武火久煎。　　　　　　　　　(　　)

第三节　康复护理

【学习目标】

1.知识目标:掌握体位摆放、肢体关节被动活动及体位转换的要点。

2.技能目标:掌握体位摆放、肢体关节被动活动及体位转换的方法。

3.素质目标:能根据患者的病情需要,给予正确的照护方法。

一、被动体位摆放(协助功能位摆放)

(一)基础知识

　　1.概念　体位摆放是指根据治疗、护理及康复的需要对患者所采取并能保持的身体姿势和位置。各科患者可保持良姿位,如脑损伤患者的康复护理中,为了防止或对抗痉挛姿势的出现,保护肩关节及早期诱发分离运动而设计的一种针对性治疗体位。能抑制上肢屈肌、下肢伸肌的典型痉挛模式,有利于患者恢复正常的运动模式。

　　2.目的　体位摆放的目的是预防或减轻痉挛和畸形的出现,保持躯干和肢体功能状态,预防并发症及继发性损害的发生。体位摆放包括脑损伤患者和脊髓损伤(高位)患者抗痉挛体位摆放、骨关节疾病患者的功能位及烧伤患者抗挛缩体位摆放。

（二）体位摆放要点

在急性期时，大部分脑损伤患者的患侧肢体呈弛缓状态。急性期过后，患者逐渐进入痉挛阶段。大部分患者的患侧上肢以屈肌痉挛占优势，患侧下肢以伸肌痉挛占优势。长时间的痉挛会造成关节挛缩、关节半脱位和关节周围软组织损伤等并发症。早期实施良肢位的摆放可有效预防各种并发症的发生，为后期的康复打下良好的基础。脑损伤患者的良肢位摆放包括患侧卧位、健侧卧位、仰卧位、床上坐位、轮椅坐位等。

1. 患侧卧位　患侧在下，健侧在上，头部垫枕，患臂外展前伸旋后，患侧肩部尽可能前伸，以避免受压和后缩，上臂旋后，肘与腕均伸直，掌心向上；患侧下肢轻度屈曲位放在床上，健腿屈髋屈膝向前放于长枕上，健侧上肢放松，放在胸后的枕上或躯干上（图7-1）。

要点：

（1）该体位是最重要的体位，是偏瘫患者的首选体位。

（2）患者可通过自身体重对患侧肢体的挤压，刺激患侧的本体感受器，强化感觉输入，也抑制患侧肢体的痉挛模式。

2. 健侧卧位　健侧在下，患侧在上，头部垫枕，患侧上肢伸展位置于枕上，使患侧肩胛骨向前向外伸，前臂旋前，手指伸展，掌心向下，患侧下肢向前屈髋屈膝，并完全由枕头支持，注意足不能内翻悬在枕头边缘（图7-2）。

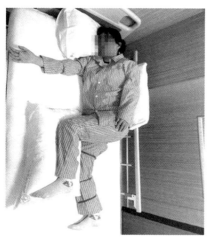

图7-1　患侧卧位

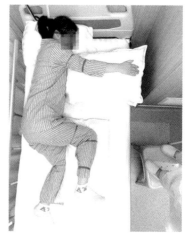

图7-2　健侧卧位

3. 仰卧位　头部用枕头良好支撑，患侧肩胛和上肢下垫一长枕，上臂旋后,肘与腕均伸直,掌心向上,手指伸展位,整个上肢平放于枕上,患侧髋下、臀部、大腿外侧放垫枕,防止下肢外展外旋;膝下稍垫起,保持伸展微屈(图7-3)。

要点:

(1)该体位尽量少用,易引起压疮。

(2)该体位患者易受紧张性颈反射的影响,激发异常反射活动,强化患者上肢的屈曲痉挛和下肢的伸肌痉挛。

4.床上坐位 当病情允许,应鼓励患者尽早在床上坐起。但是床上坐位难以使患者的躯干保持端正,容易出现半卧位姿势,助长躯干的屈曲,激发下肢的伸肌痉挛。因此在无支持的情况下应尽量避免这种体位。取床上坐位时,患者背后给予多个软枕垫实,使脊柱伸展,达到直立坐位的姿势,头部无须支持固定,以利于患者主动控制头的活动。患侧上肢抬高,放置于软枕上,有条件的可给予一个横过床的可调节桌子,桌上放一软枕,让患者的上肢放在上面。髋关节屈曲近90%,患侧肘及前臂下垫软枕,将患侧上肢放在软枕上。

5.轮椅坐位 选择合适的轮椅,患者坐轮椅时,保持躯干伸直,靠着椅背,患侧上肢放于胸前的软枕上,姿势可前伸亦可屈曲靠近自己。保持身体稍前倾,髋、膝、踝关节屈曲90°,双脚面着地或放于轮椅脚踏板上(图7-4)。

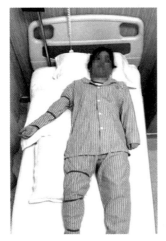 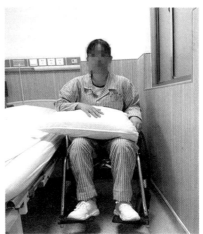

图7-3 仰卧位　　　　　图7-4 轮椅坐位

二、患侧肢体关节活动度维持训练技术

（一）基础知识

1. 概念　患侧肢体关节活动度维持训练技术是指运用各种方法以维持正常关节活动范围、预防肌萎缩，促进肌力恢复和改善因组织粘连、肌痉挛等多种损伤或疾病时引起的各种关节活动障碍的康复治疗方法。

2. 目的　维持患侧肢体正常关节活动范围，预防肌萎缩及肌力恢复和关节挛缩畸形。

（二）肢体关节被动活动方法

1. 肩被动屈伸训练　患者取仰卧位，操作者一手固定肘部，另一手握其腕部，使其举手向上过头，肘关节伸直，然后还原（图7-5）。

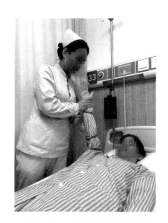

图7-5　肩被动屈伸训练

2. 肩被动外展、内收训练　患者取仰卧位，操作者一手持其肘上部，另一手持其腕部，使肩关节外展（上肢伸向外侧）、内收（上肢收到身体侧面）（图7-6）。

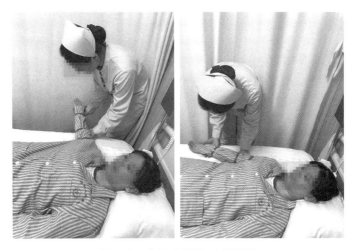

图 7-6 肩被动外展、内收训练

3.肘被动屈、伸训练 患者取仰卧位,操作者一手固定其上臂,另一手持腕部,使肘关节屈曲和伸展(图 7-7)。

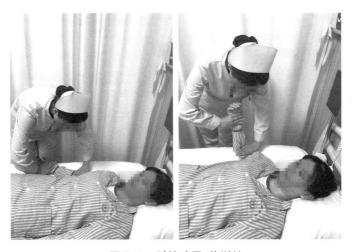

图 7-7 肘被动屈、伸训练

4.前臂被动旋前、旋后训练 患者取仰卧位,操作者一手固定其肘部,另一手持其腕部,使患者手掌心对着自己的脸(旋后),然后转动手,使手背向着自己的脸(旋前)(图 7-8)。

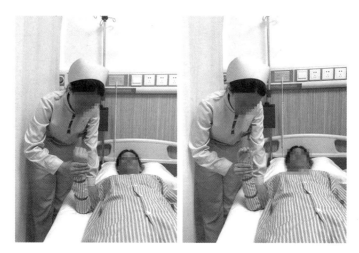

图7-8　前臂被动旋前、旋后训练

5.腕被动屈伸训练　患者取仰卧位,使其屈肘,操作者一手固定其腕部,另一手握其手掌,使其做腕关节的屈曲和背伸(图7-9)。

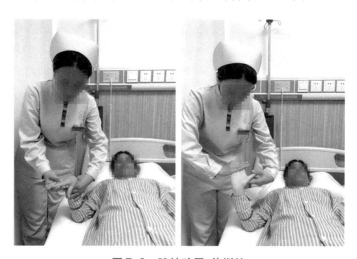

图7-9　腕被动屈、伸训练

6.指被动屈、伸训练　患者取仰卧位,使其屈肘,前臂靠护理人员身上,操作者一手握其四指,另一手握其拇指,使其做屈、伸训练(图7-10)。

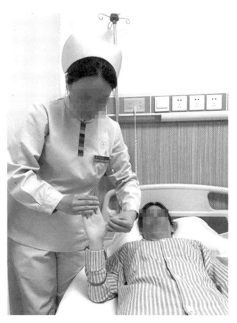

图 7-10　指被动屈、伸训练

7. 髋被动屈、伸训练　患者取仰卧位,膝关节伸直,操作者一手扶其踝关节,另一手按其膝关节上部,做髋关节屈、曲动作,此时如对侧下肢不能保持贴在床上可用另一手压住(图 7-11)。

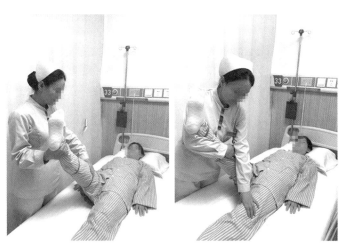

图 7-11　髋被动屈、伸训练

8.髋被动外展、内收训练　患者取仰卧位,膝伸直,操作者一手托其踝,另一手持其腘窝处,使其下肢外展,然后向对侧下肢越过身体中线做内收运动。如此时对侧下肢跟着运动,改为手托腘窝做外展,用另一只手压住对侧下肢再将髋内收(图7-12)。

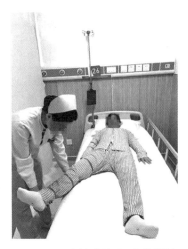

图7-12　髋被动外展、内收训练

9.被动屈髋、屈膝训练　患者取仰卧位,操作者一手托其腘窝处,另一手持踝关节,做屈髋、屈膝动作(图7-13)。

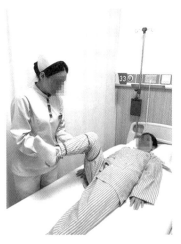

图7-13　被动屈髋、屈膝训练

10.踝被动背屈、跖屈训练　患者取仰卧位,一手压其踝,另一手抬足尖,使其足背屈,然后一手压踝,另一手下压足背,使其做跖屈运动(图7-14)。

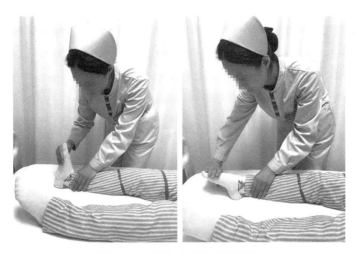

图7-14　踝被动背屈、跖屈训练

11.上肢抬高训练　指导患者 Bobath 握手,双手十指交叉,手掌接触,患侧大拇指压在健侧上面,握手后在身体前方上抬,肘关节保持伸直位,进行肩关节前屈运动(图7-15)。

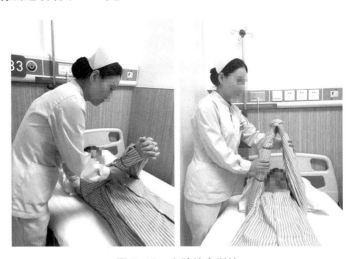

图7-15　上肢抬高训练

12.髋主动内旋、外旋运动　患者取平卧位,操作者协助患者膝关节屈曲,双膝一起由一侧转向另一侧。指导患者在髋抬高的情况下,进行膝关节带动下的髋内、外旋运动(图7-16)。

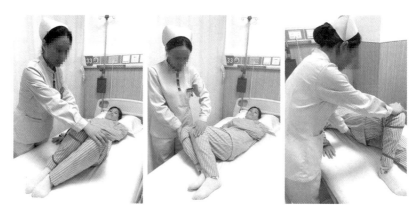

图7-16　髋主动内旋、外旋运动

13.髋伸展(桥式运动)　患者平卧位双膝屈曲,抬高臀部并在这个位置保持平衡,操作者开始可帮助患者将膝向前向下压,轻拍患者臀部作为一种感觉刺激(图7-17)。

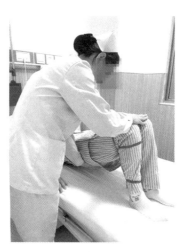

图7-17　髋伸展(桥式运动)

（三）照护要点

（1）活动过程中观察患者神志、面色、呼吸及活动部位的皮温、颜色改变、耐受等情况。活动手法宜轻柔，不可使用暴力或蛮力。

（2）缓慢、循序渐进地进行无痛性的关节活动。

（3）同一肢体数个关节均需关节被动活动时，应依次从远端向近端的顺序逐个关节或数个关节一起活动。

（4）在患者肌力和关节活动度允许的条件下，鼓励进行主动关节活动训练。

三、体位转换技术（协助身体活动）

（一）基础知识

1. 概念　体位转换技术通过一定的方式改变身体的姿势或位置。包括床上转换、坐卧转换和坐站转换。

2. 目的　刺激全身的反应和活动；促进血液循环，预防压疮、坠积性肺炎、肌肉萎缩、关节挛缩和深静脉血栓等并发症；最大限度地保持各关节活动范围，达到康复的目的。

（二）体位转换操作方法

1. 被动（协助）向健侧翻身（图7-18）

（1）患者取仰卧位，将患者身体移向患侧床边，指导其Bobath握手，双肘伸直上举，双下肢屈曲，足蹬床。

（2）患侧腿屈曲，足蹬床，护理员帮助患侧肩部及髋部运动并翻向健侧，再将患者下肢转向健侧，整理患者衣裤及床单位，维持健侧卧良肢位，使患者舒适。

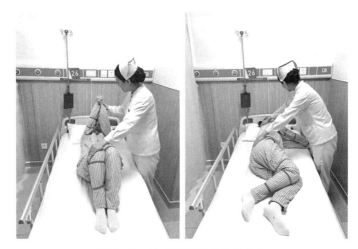

图 7-18　被动(协助)向健侧翻身

2. 被动(协助)向患侧卧位(图 7-19)

(1)患者仰卧位,身体移至健侧床边,护理员协助患者 Bobath 握手和双下肢屈曲。

(2)护理员控制患侧肢体,运用 Bobath 握手摆动,协助患者翻向患侧,整理衣裤及床单位,维持患侧卧良肢位,使患者舒适。

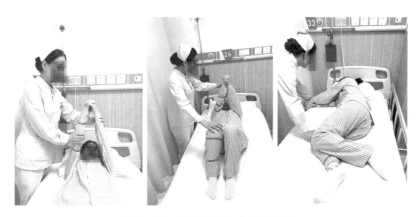

图 7-19　被动(协助)向患侧卧位

3. 自主向健侧卧位坐起(图 7-20)

(1)患者先从平卧位翻身至健侧卧位。

(2)用健侧足背勾住患侧下肢,带动患侧下肢离开床边,然后分开双腿。

（3）患者抬起健侧肩膀，健侧上肢屈肘、前臂旋前，肘及手部支撑身体坐起，调整坐位姿势，整理衣物，保持坐位平衡。

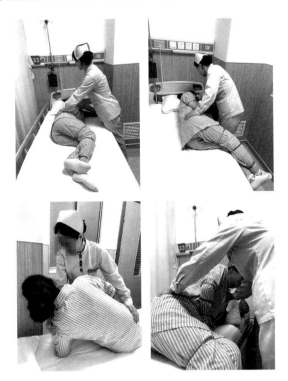

图7-20 自主向健侧卧位坐起

4. 自主向患侧卧位坐起（图7-21）

（1）先从仰卧位转向患侧卧位。

（2）用健侧足背勾住患侧足跟带动患侧下肢尽可能离开床边，然后分开双下肢。

（3）用健侧上肢撑住床面，通过伸直健侧上肢把肩和身体从患侧撑起。

（4）健侧躯干肌肉收缩，同时双下肢像钟摆样下摆，协同躯干做到直立位，整理衣物，协调坐姿，保持坐位平衡。

5. 自主由坐位到站位转换（图7-22）

（1）患者双足平放于地面，双足分开与肩同宽，患足稍后，Bobath 握手，肘关节伸直，双臂前伸，躯干前倾保持重心前移。

（2）当双臂前倾超过双膝位置时，抬臀，双臂保持伸直位调整重心上移，伸展膝关节，缓慢站起，调整姿势，保持站立平衡。

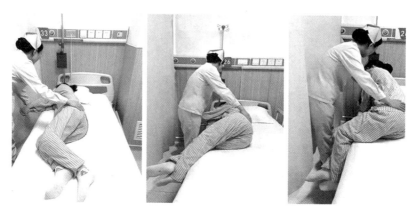

图 7-21　自主向患侧卧位坐起

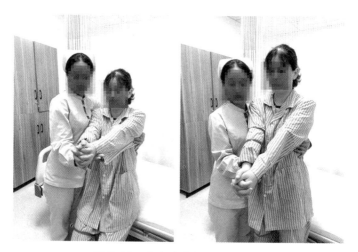

图 7-22　自主由坐位到站位转换

6. 辅助站立（图 7-23）

（1）患者双足放于地面，患足在前，躯干前倾，护理员面向患者站立，双下肢分开与肩同宽，用双膝支撑患者患侧膝部，双手扶托双髋或拉住患者腰带，利用身体重心前移，帮助患者上抬。

（2）患者双手置于护理人员肩胛区，根据护理员的指令抬臀、伸膝完成站立动作，调整姿势，保持平衡。

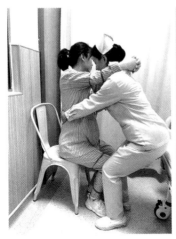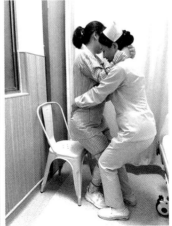

图 7-23　辅助站立

7. 照护要点

（1）Bobath 握手时要尽量保持患者双侧肩前屈，肘伸直。

（2）鼓励患者屈曲健侧下肢，并带动患侧行桥式运动，帮助患者侧方翻身。

（3）给予被动翻身时，动作要协调轻稳，不可拖拉患侧肢体，尽可能发挥患者的残存能力。

（4）对有导尿管、鼻饲管等引流管的患者，要先固定好引流管以防脱落。

（5）翻身时注意观察患者皮肤情况，有无出血点、斑块或压疮等，以便及时处理。

（6）进行坐卧位转换前，患者一定要先达到坐位平衡。

（7）患者自主转换时旁边一定有陪伴，以防跌倒或坠床。

（8）鼓励患者尽可能自主转换，家属或护理人员站于患者患侧，避免空间忽略。

📋 小结

　　本节详细介绍了被动体位摆放（协助功能位摆放）、肢体关节被动活动方法及体位转换技术的操作方法。希望通过本节内容的学习，护理员能够掌握体位摆放、肢体关节被动活动及体位转换的操作要点及方法，协助患者身体活动，提高关节活动范围，促进患者更好地康复。

同步练习

1. 单选题

(1) 具有防畸形、减轻症状、使躯体和肢体保持在功能状态是 （　　）

    A. 功能位　　　　B. 仰卧位　　　　C. 良肢位　　　　D. 以上都是

(2) 摆好健侧卧位,身体应该 （　　）

    A. 前倾　　　　　　　　　　B. 后仰

    C. 随意　　　　　　　　　　D. 平卧

(3) 肩关节的被动活动方法有 （　　）

    A. 屈伸训练　　　　　　　　B. 外展训练

    C. 内收训练　　　　　　　　D. 以上都是

(4) 进行被动屈髋屈膝训练时,患者仰卧位,操作者（　　）,正确协助做屈髋、屈膝动作。

    A. 一手托其腘窝处,另一手持踝关节

    B. 一手托小腿后侧肌群,另一手托脚后跟

    C. 双手抓握其踝关节

    D. 一手托其腘窝处,另一手托小腿后侧肌群

2. 多选题

(1) 体位转换的方法有 （　　）

    A. 移向床头法　　　　　　　B. 翻身法

    C. 从卧位到坐位法　　　　　D. 从坐位到站立位法

(2) 协助向患侧卧位要点有 （　　）

    A. Bobath 握手时要尽量保持双侧肩前屈,肘伸直

    B. 对有导尿管、鼻饲管等引流管的患者,要先固定好以防脱落

    C. 翻身时注意观察患者皮肤情况,有无出血点或斑块及压疮等,以便及时处理

    D. 鼓励患者屈曲健侧下肢,并带动患侧行桥式运动,帮助患者侧方翻身

3. 判断题

(1) 活动过程中观察患者神志、面色、呼吸及活动部位的皮温、颜色改变、耐受等情况。

（　　）

(2) 协助患侧卧位坐起,患者翻身向患侧后,用患侧肘、上臂支撑床面,从而把肩和身体从患侧撑起。 （　　）

第八章 安宁疗护照护技能

人生都要经历从生到死的过程，死亡作为一种不可避免的客观存在，是每个人都无法抗拒的命运。临终是人生必然的发展阶段，安宁疗护是帮助临终患者走好人生最后一阶段的重要手段。作为一名护理员，要了解安宁疗护的定义和理念，并掌握相应的照护要点，以帮助临终患者减轻痛苦，提高其生存质量。

第一节 安宁疗护概论

【学习目标】

1. 了解安宁疗护的定义和内涵。
2. 尝试应用安宁疗护理念进行临床实践。

安宁疗护是近代医学领域中的一门新兴的边缘性交叉学科，是社会需求和人类文明发展的标志。20世纪50年代，英国护士西西里·桑德斯博士在长期工作的肿瘤医院中，目睹了许多垂危患者的痛苦，于是她在1967年创办了世界上第一所临终关怀机构——圣克里斯多弗宁养院，让垂危患者在人生的最后一阶段得到了舒适的照护，从而点燃了人类安宁疗护的灯塔。之后，许多国家开展了安宁疗护实践，目前已经历了五十余年的发展历程。

我国大陆开展安宁疗护有二十多年的历史，2019年12月28日第十三届全国人民代表大会常务委员会第十五次会议通过《中华人民共和国基本医疗卫生与健康促进法》，该法自2020年6月1日施行，从立法层面把安宁疗护列入国家健康体系。安宁疗护服务形式正式被国家和政府承认并立法，这是国家和社会进步的标志。我国安宁疗护尚处于初级发展阶段，需要多学科团队合作以推动其不断完善。安宁疗护多学科照护团队包括医生、护士、药剂师、营养师、护理员、社工及志愿者等。

（一）定义

安宁疗护是以终末期患者和家属为中心,通过多学科协作模式进行实践,主要内容包括疼痛及其他症状控制、舒适照护、心理精神及社会支持。

（二）理念

安宁疗护的理念为"维护生命,把濒死当作正常过程""不加速也不拖延死亡""控制疼痛及心理精神问题""提供支持系统以帮助家属处理丧事并进行心理抚慰"。

（三）安宁疗护服务对象

2017年国家卫生计生委颁发的《安宁疗护实践指南（试行）》明确指出,安宁疗护以终末期患者和家属为中心。其中患者符合以下条件就可获得安宁疗护服务:①疾病终末期,出现症状。②拒绝原发疾病的检查、诊断和治疗。③接受安宁疗护的理念,具有安宁疗护的需求和意愿。

目前关于生命末期的界定没有统一标准,现有的医学手段无法准确预测生存期,只要患者有需求和意愿,都应获得安宁疗护。

（四）安宁疗护目标

现代安宁疗护之母西西里·桑德斯提出的安宁疗护目标是:消除内心冲突、复合人际关系、实现特殊心愿、安排未完成的事业及与亲朋好友道别。

1. 减少患者痛苦　安宁疗护目的不是通过积极方式治愈疾病,而是通过控制各种症状,缓解症状给患者带来的不适,减轻患者痛苦,提高其生活质量。

2. 维护患者尊严　通过尊重患者对生命末期治疗的自主权力,尊重患者的文化和习俗需求,采取患者自愿接受的治疗方法,并在照护过程中,将患者当成完整的个人,而不是疾病的代号,提升患者的尊严感。

3. 帮助患者平静离世　通过与患者及家属沟通交流,了解患者未被满足的需要、人际关系网络及在生命末期想要实现的愿望,并帮助其实现,达到内心平和、精神健康的状态,让患者能平静地离开人世。

4. 减轻丧亲者的负担　通过安宁疗护多学科队伍的照护,减轻家属的照护负担;并给丧亲者提供居丧期的帮助和支持,帮助丧亲者度过哀伤阶段。

（五）安宁疗护的原则

1.以照护为主 安宁疗护不是以加强治疗免于死亡为目的,而是以为其提供全方位照护、达到舒适为目的。

2.尊重患者权利 通过尊重患者对生命末期治疗的自主权利,尊重患者的文化和习俗需求,采取患者自愿接受的照护方法。在照护过程中,尽量保留患者原有的生活方式,满足其合理需求,鼓励其参与自己照护方案的制定,尊重其生命价值,维护其隐私和权利等。

3.提供多学科协作的全人照顾 终末期患者在生命最后阶段一般会面临疼痛、呼吸困难、水肿等各种不适症状,常常会有焦虑、抑郁、伤心等负面情绪,加上家庭社会支持系统的改变或不足,易导致患者觉得人生缺乏意义和价值感,感到无力、无助,甚至有轻生的危机。因此,对于终末期患者,安宁疗护需要提供身体、心理、社会、精神多维度的全人、全家、全程、全队的照顾。

4.加强死亡教育,帮助患者平静离世 人们不能正确认识死亡,可能会导致患者自身的感受和意愿被忽略,增加终末期患者和家属的痛苦。因此,通过普及死亡教育,建立正确的生死观,理解生与死是人类自然生命历程的必然组成部分,消除人们对死亡的焦虑、恐惧等心理,坦然面对死亡。通过与患者及家属沟通交流,了解患者未被满足的需要、需要修复的人际关系及其在生命末期想要实现的愿望,帮助其实现,达到内心平和、精神健康的状态,帮助患者平静离世。

小结

本节内容着重介绍了安宁疗护的定义、理念、服务对象、目标及原则,希望通过本节内容的学习,护理员能够了解安宁疗护的定义和内涵,将安宁疗护理念正确应用于患者的临床实践中。

案例分析 ▶

李某,男,63岁,肺癌患者,全身多处淋巴结、骨转移,恶病质、骶尾部四度压疮。因双侧肩胛骨区疼痛,1年3次自杀未遂,患者家属也因无法承担好照护职责而内心疲惫,痛苦不堪。后于2020年5月入住安宁疗护病房,经过安宁疗护病房多学科团队的精心照护,李某于入院1个月后平静离世。

请问:此类型的照护理念是什么?

📖 **同步练习** ▶

判断题

(1)安宁疗护是针对各种疾病晚期、治疗不再生效、生命即将结束者,一般在死亡前3~6个月实施。 （　　　）

(2)安宁疗护主要内容包括疼痛及其他症状控制、舒适照护、心理精神及社会支持。 （　　　）

(3)安宁疗护的原则是以照护为主,减少患者痛苦;维护患者尊严和权力;提供多学科协作的全人照顾;加强死亡教育,帮助患者平静离世。 （　　　）

第二节　症状管理与舒适照护

【学习目标】

1.知识目标:准确识别终末期患者的常见症状。

2.技能目标:掌握终末期患者常见症状的照护要点。

3.素质目标:护理员能够给予患者专业、舒适的照护,提高患者生活质量。

一、常见的症状管理

终末期患者常出现疼痛、呼吸困难、咯血、恶心、呕吐、呕血与便血、腹胀、水肿、谵妄等不适症状,使患者在身体上受到极大的痛苦。因此,终末期患者常见症状控制及护理是安宁疗护的核心内容,是心理、社会、精神层面照护的基础。安宁疗护通过症状管理措施缓解终末期患者的症状负担,减轻患者痛苦,最大程度提高患者的生活质量。

（一）疼痛

1.定义　疼痛是由现在的或潜在组织损伤引起或与损伤有关的感觉和情绪上不愉快的体验。

2.评估要点

(1)患者的疼痛主诉,可以让患者用1~10分进行疼痛程度的评定。

(2)疼痛的部位、程度、性质、持续的时间、疼痛的规律等。

(3)采取止痛方法后的效果评价。

3.照护要点

(1)严格遵医嘱使用止痛药物,按时足量服用,不可私自更改剂量。

(2)临床上常用口服止痛药,对无法口服止痛药者,可选用芬太尼透皮贴、肛塞、静脉或肌内注射等方法给予止痛药。还可采用音乐疗法、注意力分散法、自我暗示法、针灸法、芳香疗法等来缓解疼痛。

(3)注意评估止痛后的效果,同时注意观察止痛药物的不良作用,如恶心、呕吐、便秘、尿潴留及呼吸抑制等。如有异常,护理员要及时向医护人员汇报,以便采取有效的应对措施。

(二)呼吸困难

1.定义　呼吸困难是指患者的某种不同强度、不同性质的呼吸不畅、呼吸费力及窒息等呼吸不适感的主观体验,伴或不伴呼吸费力表现,如张口呼吸、鼻翼扇动、呼吸机辅助参与呼吸运动等,也可伴有呼吸频率、深度与规律的改变。

2.评估要点

(1)呼吸频率、神志、面容与表情。

(2)口唇、指(趾)端的皮肤颜色。

3.照护要点

(1)当有痰液堵塞导致呼吸困难时,应及时清除痰液。

(2)病情许可时,调整卧位取半坐位或抬高头、肩部。

(3)注意环境的舒适,避免嘈杂、烟尘、花粉或其他刺激性气味。

(4)护理员要注意保持房间空气流通,可以使用小风扇在患者面部形成一定的对流感,以减轻其呼吸困难的症状。

(5)对张口呼吸者,用湿巾或棉签湿润口唇。

(6)呼吸困难会引发患者及照护者烦躁、焦虑、紧张的情绪,要注意安抚和鼓励。

(7)有些临终患者因过度焦虑而加重呼吸困难,可根据医嘱适当应用抗焦虑药;必要时医生也会使用吗啡降低呼吸频率,护理员要注意观察有无呼吸抑制的不良作用发生。

(8)吸氧的患者要注意保持氧气管道的通畅。

(三)咯血

1.定义　咯血指喉及喉以下呼吸道及肺组织的血管破裂导致的出血并经咳嗽动作从口腔排出。小量咯血<30毫升/天;中等量咯血30~400毫升/

天;大量咯血>400毫升/天。

2.评估要点

(1)患者咯血的颜色、性状及量,伴随症状、心理反应等。

(2)患者的意识状态、生命体征、面容与表情。

3.照护要点

(1)观察患者咯血先兆,及时通知医护人员,配合抢救。

(2)对咯血患者取患侧卧位,出血部位不明患者取平卧位,头偏向一侧。

(3)及时清理患者咯出的血块,更换被血迹污染的衣物被褥等,避免患者看到大量血迹而精神紧张;擦拭血迹应尽量使用深色毛巾,避免视觉不适,有利于稳定患者情绪,增加安全感。

(4)遵医嘱给予吸氧,指导患者放松心情。

(5)避免用力叩背;注意言语镇静、温和,通过抚摸患者背部或握住双手等动作进行安抚。

(6)嘱患者勿屏气,以免诱发喉头痉挛,使血液引流不畅形成血块,导致窒息。

(7)咯血期间避免使用口服给药的方式服用药物。

(四)恶心、呕吐

1.定义　恶心、呕吐是临床常见消化道症状,恶心为上腹部不适和紧迫欲吐的感觉,可见有迷走神经兴奋的症状,如皮肤苍白、出汗、流涎、血压下降及心动过缓等,常为呕吐的前奏。呕吐是通过胃的强烈收缩迫使胃或者小肠内容物经食管、口腔而排出体外的现象,两者均为复杂的反射动作,可由多种原因引起。

2.评估要点

(1)发生的时间、频率、原因或者诱因。

(2)呕吐的特点及呕吐物的颜色、性质、量、气味,伴随的症状等。

(3)患者的生命体征、意识状态等。

3.照护要点

(1)保持病室通风良好,空气清新,无异味。

(2)出现前驱症状时,马上协助患者采取坐位或者侧卧位,预防误吸。

(3)及时清理呕吐物,更换清洁的床单和衣物。

(4)对于神志清醒患者,呕吐停止后,给予温开水漱口,可以口服热饮料,以补充水分;剧烈呕吐者暂禁食,遵医嘱给予静脉补液。

(5)根据患者需求,营造轻松愉悦的环境,转移患者注意力,有助于稳定情绪,减轻恶心、呕吐等。

(6)必要时,遵医嘱保留呕吐物送检。

(五)呕血与便血

1.定义

(1)呕血是由上消化道疾病或全身性疾病所致的急性上消化道出血,血液经胃从口腔呕出的现象。

(2)黑便是指消化道出血,血液由肛门排出的现象。少量的出血不造成粪便颜色改变,须经隐血试验才能确定者称为隐血便。

2.评估要点

(1)发生呕血、便血的原因和诱因。

(2)出血的颜色、量、性状及伴随症状、心理反应等。

(3)生命体征和意识状态、腹部症状等。

3.照护要点

(1)呕血患者床头抬高10~15度或头偏向一侧。

(2)及时清理呕吐物,做好口腔护理。

(3)监测患者神志及生命体征变化,做好出入量统计。

(4)判断有无再次出血的症状与体征,注意安抚患者,缓解紧张情绪。

(5)对于少量呕血者,遵医嘱给予少许温良流质饮食,少食多餐;大量呕血、便血期间严格遵医嘱禁食,嘱卧床休息。

(6)注意向患者及其家属解释,做好安抚工作。

(六)腹胀

1.定义　腹胀由于各种原因导致的腹内压增大,可表现为胃肠胀气、嗳气、肠鸣音亢进,伴或不伴腹围增大。轻者仅表现为腹部稍饱胀感,重者全腹膨胀,影响呼吸,甚至影响工作和生活。

2.评估要点　①腹胀的程度、持续时间、伴随症状。②腹胀的原因,排便、排气情况。③患者的心理反应。

3.照护要点

(1)鼓励患者少食多餐,多食用蔬菜、高纤维食物,限制食用易产气的和引起便秘的食物,如碳酸饮料、豆类、牛奶、坚果、干果等;有腹水者应摄入高蛋白、高热量、高维生素、低钠饮食。

(2)根据病情协助患者采取舒适体位、行腹部精油按摩或腹部热敷、肛管排气等,以减轻腹胀;腹腔有肿瘤者禁忌腹部按摩,以免造成肿瘤破裂,引起患者生命危险。

(3)病情允许,可适当下床活动;不能下床者可以进行床上活动。

(4)有腹腔引流管者,遵医嘱定时放腹水,每次量不宜过多,记录腹水的颜色、量、性质等。

(七)水肿

1.定义　水肿是指过多液体积聚在组织间隙致使全身或局部皮肤紧张发亮,原有皮肤皱纹变浅或消失,甚至有液体渗出的现象。分为全身水肿和局部水肿(图8-1)。

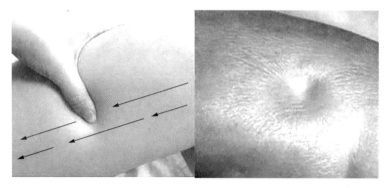

图8-1　水肿

2.评估要点
(1)评估水肿的部位、时间、范围、程度、发展速度。
(2)患者的伴随症状及心理状态。
(3)评估生命体征、水肿部位的皮肤情况。

3.照护要点
(1)轻度水肿患者限制活动,严重水肿患者取适宜体位卧床休息。
(2)监测体重,记录每日液体出入量。
(3)按照医嘱要求,给予低钠饮食,限制水分摄入,根据病情,适量补充蛋白质。
(4)预防水肿部位皮肤破损或出现压力性损伤,保持皮肤完整性。

(八)谵妄

1.定义　谵妄是生命末期阶段常见的一种精神症状,是一种短暂的(数小时或数天)、通常可以恢复的、以认知功能损害和意识水平下降为特征的脑器质性综合征,症状随时间变化而波动。在住院患者中,10%～30%存在谵妄表现,终末期患者在生命最后几周内出现谵妄的比例可达85%以上。

2.评估要点

(1)患者意识水平、注意力、情感状态、觉醒规律的改变。

(2)可能的诱发因素,如药物因素或环境因素、感知觉改变等。

3.照护要点

(1)使用合适的约束,充分向患者家属告知病情,征得同意。

(2)改变可能的危险因素,如感觉损害、药物等。

(3)严密保护患者,避免发生跌倒等意外伤害。

(4)遵医嘱使用镇静剂时要注意观察有无呼吸抑制发生。

(5)保持环境安静,避免刺激;尽量采用单间安置患者,降低说话声音;夜间使用柔和灯光照明,病房可以摆放些患者熟悉的物品,减少房间摆设的改变。

(6)安抚患者,多陪伴。

二、安宁疗护中的舒适照顾

随着死亡脚步的临近,终末期患者的症状更加恶化,会出现呼吸困难、痰鸣音、神志不清、指甲苍白或发绀、出冷汗、四肢厥冷等症状。因此,为终末期患者提供舒适照护是安宁疗护不可缺少的一部分。

舒适照护的内涵包括身体舒适、心理安慰、社会支持和精神慰藉4个方面,其中身体舒适指的是身体最直接的感觉,患者对身体舒适方面的需求应该被优先满足;心理安慰是指患者的心理感受,包括平和的心态、愉悦的心境等心理状态;社会舒适是指家庭、人际关系、就业等多个层面给人带来的舒适;精神慰藉指的是个人信仰或宗教信仰等方面带来的舒适。

(一)生理舒适

1.消除或减轻疾病症状 疼痛是影响患者舒适的最常见也是最严重的症状。镇痛措施包括药物镇痛、物理镇痛、针灸镇痛等。物理镇痛包括冷热法、理疗、按摩、推拿、芳香疗法等。药物镇痛的同时注重心理护理:减轻患者心理压力,建立信赖关系,尊重患者对疼痛的反应;组织患者参加活动、音乐疗法、有节律按摩、深呼吸、冥想放松等以分散注意力。

2.保持正确舒适的体位 保证患者卧位时支撑面大、重心低、平衡稳定可使患者感觉舒适、轻松。比如可以适当增加床上抱枕的数量,扩大患者身体支撑面,保持稳定,减轻局部受压状况,同时定时变换体位,促进舒适,避免压疮等并发症。

3.保持皮肤完整和个人清洁　帮助患者做好口腔护理、头发护理、皮肤护理、会阴部护理、协助沐浴和床上擦浴等。

4.保证患者良好的休息和睡眠　创造良好的睡眠环境,护理员要做到四轻:走路轻、关门轻、操作轻、说话轻。入睡时降低室内光线强度,睡前避免过多饮水,可用温水泡足;必要时遵医嘱使用助眠药物。

(二)心理舒适

1.建立一个安全、和谐的护理环境　可称呼患者在社会或单位上的称呼,如"老师""教授"等,为患者找回被人尊重的自信,也可根据患者年龄、喜好进行称呼调整。

2.遵守服务礼仪规范　护理员仪表端庄、言行举止得体。

3.心理护理　护理员应与患者有效沟通,更多地了解患者个性特征、情绪特点、心理感受等信息,以亲切自然、谦逊温和的态度更好地满足患者被尊重的需要,让患者感到即使疾病缠身,也是可以被人接纳的,从而激发患者自尊、自信,实现自我价值,得到满足的舒适感。

(三)社会舒适

根据病情安排适当陪护,满足患者的归属感,患者需要来自家人亲友的陪伴、鼓励;允许朋友、亲友等亲密的人探视,每次最多2人,15～30分钟为宜,使患者在安静的环境下得到安慰和鼓励;选择适宜的时间召开病友会,帮助患者从新的关系中获得舒适感。

(四)环境舒适

美化环境,利用壁柜、床头柜等妥善放置患者生活用品,保持良好的通风采光和环境清洁;完善床单位准备,避免患者身体处于已被污染或有潮湿褶皱的床褥上;避免强光直射、避免噪声及刺激性气味,保证病室空气清新,有助于患者舒缓情绪并重拾自信。

小结

　　终末期患者常出现疼痛、呼吸困难、咯血、恶心、呕吐、呕血与便血、腹胀、水肿、谵妄等不适症状,使患者在身体上受到极大的痛苦。本节内容重点介绍了终末期患者不适症状的护理方法,从身体舒适、心理安慰、社会支持和精神慰藉4个方面介绍了安宁疗护中的舒适照顾。通过本节内容的学习,护理员能够为终末期患者提供专业舒适的照护,减轻患者的症状负担,最大程度提高患者的生活质量。

案例分析 ▶

　　张某,男,66岁。诊断:食管癌。食管癌根治术后,晚上10:00患者出现焦虑,遵医嘱予阿普唑仑0.8毫克鼻肠管注入,可短时间安静休息。次日00:30患者情绪突然激动,自行坐起,言语混乱,要求饮水(患者禁食)、拒绝治疗,欲拔除各种引流管回家,护士安抚无效,患者激动至极欲从病床上自行跃下,遂做好约束措施,严密观察病情变化,护理员及家属24小时陪伴安慰,患者反复喧闹数次后,在药物作用下安静休息3小时。醒来后患者仍有轻度抑郁的表现,但未再有过激行为。

　　请问:①患者出现的是哪种症状? ②思考患者此症状的照护要点是什么?

同步练习 ▶

多选题

(1)关于疼痛的描述,以下正确的是　　　　　　　　　　　　　　　　　　　(　　)

　　A.患者主诉是疼痛评估的核心标准

　　B.疼痛治疗越早开始,患者生存获益越大

　　C.遵医嘱使用止痛药物,规律、足量使用药物

　　D.观察患者使用止痛药物后的效果,同时要观察止痛药物的不良反应,如恶心、呕吐、便秘和尿潴留及呼吸抑制等。护理员要及时告知医务人员,以便采取有效措施

(2)关于呼吸困难症状的描述,以下正确的是　　　　　　　　　　　　　　　(　　)

　　A.呼吸困难是患者呼吸不适的主观体验,伴或不伴呼吸费力表现,如张口呼吸、鼻翼扇动等

　　B.护理员要注意保持房间空气流通,可以使用小风扇在患者面部形成一定的对流感以减轻呼吸困难的症状

　　C.当有痰液堵塞导致呼吸困难时,应及时清除痰液

　　D.病情许可时,调整卧位取半坐位或抬高头、肩部

(3)关于咯血症状的描述,以下正确的是　　　　　　　　　　　　　　　　　(　　)

　　A.评估患者咯血的颜色、性状及量、伴随症状、心理反应等

B.对咯血患者取患侧卧位,出血部位不明患者取平卧位,头偏向一侧

C.及时清理患者口鼻腔的血液,做好安慰

D.避免用力叩背,注意言语镇静、温和,使用触摸等动作进行安抚

第三节　安宁疗护与人文照护

【学习目标】

1. 了解临终患者的心理分级。

2. 掌握与临终患者及家属的沟通技巧。

一、临终患者的心理表现及照护

在临终阶段,临终患者除了生理上的痛苦之外,更重要的是对死亡的恐惧。著名心理学家库柏勒·罗斯将大多数临终患者的心理分为5个阶段,即否认期、愤怒期、协议期、忧郁期和接受期。护理员可以尝试判断临终患者所在的阶段,并根据不同阶段的心理特征对临终患者进行沟通和心理抚慰。

1. 否认期的照护

(1)患者知道自己病重将面临死亡时,患者常常表现否认:"不,这不会是我,那不是真的!"极力否认、拒绝接受事实,有的会千方百计去打探疾病状况,此期患者往往十分敏感。

(2)护理措施:否认是防止精神受伤的一种自我防御机制。在此阶段护理员不必破坏临终患者的心理防卫,可以顺着临终患者的思路和语言,耐心地倾听他/她诉说,坦诚温和地回应患者,给予理解和支持,使之消除被遗弃感,缓解其心灵创痛,在适当的时候给予一些引导性的语言,使患者逐渐面对现实。

2. 愤怒期的照护

(1)当否认无效时,患者常常表现出愤怒,产生"为什么是我,这不公平"的心理,可能会出现不接受日常护理或治疗等行为,常迁怒家人及周围人员。

(2)护理措施:愤怒是一种健康的适应性反应,对身心有利。护理员在沟通时要忍让、宽容,切忌一切粗暴言行,适时表达自己对患者的理解和同情,不要回避患者。护理员多倾听多陪伴,维护患者的自尊,尽量满足患者的心理需求。

3. 协议期的照护

（1）协议期的患者愤怒的心理消失，逐渐开始接受自己即将离世的现实，表现为心理上企图延缓死亡，愿意努力配合治疗和护理。

（2）护理措施：此阶段应鼓励患者进行表达，如"得了这种病，谁都会心里不痛快，你就痛痛快快地发泄出来，也许会好受一些"等。同时要做好家属的沟通工作，进行必要的健康教育以及关于死亡观念的指导和教育，帮助患者平稳度过这一阶段。

4. 忧郁期的照护

（1）当患者发现身体状况日益恶化，会逐渐出现抑郁的心理表现。

（2）护理措施：在此期间，多鼓励家属陪伴，找准时机询问患者有无未了心愿，帮助患者见到他们想见到的人，安排亲朋好友见面、相聚，给予精神上的支持。护理员要注意不必打断或破坏患者的沉默，认真、用心地倾听是这一阶段最好的沟通方法，同时这一时期应特别注意防止患者绝望自杀。

5. 接受期的照护

（1）接受期的患者做好了一切准备去迎接离世，表现得平静、安详。

（2）护理措施：此阶段要尊重患者的选择和信仰，不要强迫与其交谈，给临终患者一个安静、舒适的环境。加强生活护理，协助完成心愿，保证患者的生活质量，尽量安排患者得到最亲密人的陪伴，引导家属通过合适的技巧表达对患者的慰藉，如适当的抚摸、轻柔的言语都会使患者感受到温暖，让患者不留遗憾地走向生命的终点。同时，护理员要及时安慰患者家属，劝其不要过分悲伤，应把注意力放在他需要照料的人身上或需要处理的事务上。

二、临终患者家属的心理支持

临终患者家属在从患者生病到濒死阶段，再到死亡，会经历复杂的心理反应。护理员在做好临终患者照护工作的同时，也要对临终患者的家属做好相应的支持。

1. 满足家属照顾患者的需要　临终患者的家属在患者将近死亡期间，可能会有以下需要。

（1）希望了解患者病情及疾病进展、照护等相关事宜。

（2）希望了解多学科团队中有哪些人会一起参与照护患者。

（3）希望能参与到患者的日常照护活动中。

（4）希望能够看到患者受到良好的照顾。

（5）被关怀、理解和支持。

（6）了解患者去世后的相关事宜。

（7）希望了解有哪些资源可以获取，如经济补助、社会资源、义工团体等。

护理员要理解临终患者的家属，如有上述需求，要做好帮助家属满足这些需求的准备。

2.鼓励家属表达感情 护理员要注意与临终患者家属的沟通，有意识地建立良好的信任关系。与家属交流时，要注意提供安静、私密的环境，耐心倾听，鼓励家属说出内心的感受及遇到的困难。护理员也要主动向家属介绍对患者的照护情况，减少家属疑虑。对家属激动的言行要谅解和容忍，避免和家属发生争执和纠纷。

3.指导家属参与到对患者的照护活动 护理员可以仔细示范有关的照护技术，耐心指导家属参与照护，如对患者进行日常的清洁、喂食、生活护理等。这个参与照料亲人的过程可以使家属得到心理慰藉，同时也能让患者感受到家人的支持、关心和爱护，减少其孤独感。

4.适当创建家庭活动的机会 护理员可以鼓励家属多与患者进行一些家庭活动，如一起看电视、听广播、读书，共进午、晚餐等，这种日常家庭活动的进行可以增进患者的心理调适，保持家庭完整性，对家属也是一种心理抚慰。

小结

本节内容重点介绍了临终患者的心理表现及照护方法，以及临终患者家属的心理支持。希望通过本节内容的学习，护理员能够了解临终患者的心理分级，并掌握与临终患者及家属的沟通技巧。

案例分析 ▶

患者丈夫是铁路工人，自己是家庭主妇，2020年由于生病失去劳动能力并成为家庭中的主要负担。患者认为"自己不能动、不能吃，每天都很难受，受不了，还要拖累别人，活着没意义！早点死了就都解脱了。"患者女儿为了她30岁了才找对象，准备5月1日结婚，她担心耽搁女儿的婚姻。患者觉得自己没害人也没得罪谁，为什么生活贫困还疾病缠身，而和她一起长大的同胞妹妹健康活泼，便对其妹妹存在怨恨。

请问：①该患者处于哪个心理阶段？②倾听时，护理员需要注意哪些事项？

📖 **同步练习** ▶

多选题

(1)临终患者的心理分为 5 个阶段,分别是　　　　　　　　　　　　　　　(　)

  A. 否认期　　　　　　　　　　　　B. 愤怒期

  C. 协议期　　　　　　　　　　　　D. 忧郁期和接受期

(2)临终患者处于否认期时,护理员应注意　　　　　　　　　　　　　　　(　)

  A. 护理员说话要谨慎小心

  B. 护理员要理解否认是防止精神受伤的一种自我防御机制

  C. 护理员不必破坏临终患者的这种心理防卫,可以顺着临终患者的思路和语
   言,耐心地倾听他/她诉说

  D. 在适当的时候给予一些引导性的语言

(3)与愤怒期临终患者的沟通要点为　　　　　　　　　　　　　　　　　　(　)

  A. 愤怒是一种健康的适应性反应,对身心有利

  B. 护理员在沟通时要忍让、宽容患者的态度,切忌一切粗暴语言

  C. 适时表达自己对患者的理解和同情,不要回避患者的话题

  D. 鼓励患者进行表达,如"得了这种病,谁都会心里不痛快,你就痛痛快快地发
   泄出来,也许会好受一些"等

第四节　临终关怀与居丧期照护

【学习目标】

1. 知识目标:了解死亡 3 个时期的临床表现。

2. 技能目标:掌握尸体料理流程。

3. 素质目标:护理员能够协助完成尸体料理相关流程。

  临终关怀又称善终服务、安宁照顾等,是指由社会各层次组成的团队向临终患者及其家属提供的包括生理、心理和社会等方面在内的一种全面性支持和照料。

  (一)死亡分期及临床表现

  死亡分期分为濒死期、临床死亡期、生物学死亡期 3 个时期。

  1. 濒死期　即临终,指患者在已接受治疗性或姑息性治疗后,虽然意识

清醒,但病情加速恶化,各种迹象显示生命即将终结。临床表现为:意识模糊或丧失;心跳减弱、血压下降、四肢发绀、皮肤湿冷;呼吸微弱,出现潮式呼吸或间断呼吸;代谢障碍,肠蠕动逐渐停止,感觉消失,视力下降。

2.临床死亡期　临床上判断死亡的标准,表现为心跳、呼吸完全停止,各种反射消失,瞳孔散大,但各种组织细胞仍有微弱而短暂的代谢活动。此期一般持续 5~6 分钟。若得到及时有效的抢救治疗,生命有复苏的可能。

3.生物学死亡期　指全身器官、组织、细胞生命活动停止,也称细胞死亡。随着生物学死亡期的进展,相继出现死冷、尸斑、尸僵及尸体腐败等现象。

(二)尸体料理流程

1.物品准备　毛巾、盆、松节油、梳子等。
2.环境准备　关好门窗、屏风围帘遮挡。
3.操作流程
(1)劝慰家属请家属暂离病房或共同进行尸体料理。
(2)体位:将床支架放平,使尸体仰卧,头下置一软枕,留一层大单遮盖尸体。
(3)整理仪容:清洁面部,闭合口、眼,有义齿者代为装上;若眼睑不能闭合,可用毛巾湿敷上眼睑,下垫少许棉花,使上眼睑下垂闭合;嘴不能闭紧者,轻揉下颌或用四头带固定。
(4)清洁全身:脱去衣裤,擦净全身,更衣梳发,用松节油或酒精擦净胶布痕迹。
(5)转运:尸单包裹,协助转移至殡仪服务中心转运车上,做好交接。
(6)整理床单位,整理患者遗物交家属。

(三)重视对丧亲家属的支持

丧失亲人后,家属在居丧期的痛苦也是巨大的。护理员要理解此时对家属的支持同样重要,并不是随着患者的死亡对家属的支持就结束了。
可以考虑从以下几个方面提供支持。
(1)细致认真地做好患者的尸体料理工作,如果家属希望可以参加到这个过程中,可以邀请其参与,共同完成。
(2)做好家属的心理疏导工作,安慰家属要面对现实,鼓励其宣泄情绪,倾听、陪伴、握住患者家属的手都是很好的支持方式;也允许他们哭出来,哭泣本身就是一种很好的疏解内心忧伤情绪的途径;给他们创造一个隐私的环境,也可以允许他们和遗体做最后的告别。

(3)鼓励丧亲的家属间彼此互相安慰,让相对坚强的家属安慰脆弱的家属,鼓励他们相互支持,引导他们彼此间去发掘生活调适的方法。

(4)协助解决实际困难,为家属提供可及的支持资源,如告知家属在办理丧事过程中需要的资料或可能遇到的问题,知晓可以咨询的人员或者机构,或者分享其他家属的经验等。

(四)殡葬流程

向家属讲明丧葬办理程序,以免处于悲伤中的家属茫然失措。目前我国内地城市丧葬办理程序如下:①开具死亡证明;②注销户口;③联系火化;④接送遗体;⑤遗体火化;⑥按选定方式安放骨灰。

小结

本节内容着重描述了死亡分期及临床表现、尸体料理流程及殡葬流程,希望通过本节内容的学习,护理员能够了解死亡3个时期的临床表现,以及尸体料理的相关流程。

案例分析 ▶

李阿姨唯一的儿子沫沫28岁时因胃癌离世,离世前沫沫签署了角膜捐献协议,并表示希望将骨灰撒在最喜欢的庐山。尽管儿子久卧病榻,但当死亡真正来临时,父母先前的心理准备及预期性悲伤并没有取代死亡来临时那种锥心刺骨、生离死别的悲伤,沫沫的离世让他们痛不欲生。在评估到沫沫妈妈有心脏病史后,担心她因悲伤出现意外,护士把她安排在安静的房间,并有专人陪伴,尊重患者或家属的习俗和意愿进行遗体护理,并留给家属时间告别。

请思考:对急性悲伤期家属,护理员应提供哪些支持?

同步练习 ▶

选择题

(1)死亡的3个时期是 （ ）

  A.濒死期   B.临床死亡期

  C.生物学死亡期   D.以上都是

(2)濒死期的临床表现有 （ ）

  A.意识模糊或丧失

  B.心跳减弱、血压下降、四肢发绀、皮肤湿冷

C. 呼吸微弱,出现潮式呼吸或间断呼吸

D. 代谢障碍,肠蠕动逐渐停止,感觉消失,视力下降

（3）尸体料理流程为　　　　　　　　　　　　　　　　　　　（　　）

A. 劝慰家属

B. 将床支架放平,使尸体仰卧,头下置一软枕

C. 清洁面部,整理仪容,有义齿代为其装上,脱去衣裤,擦净全身

D. 整理患者遗物交家属

参考文献

[1]人力资源社会保障部教材办公室.养老护理员(基础知识)[M].北京:中国劳动社会保障出版社,2020.

[2]王爱平,孙永新.医疗护理员培训教程[M].北京:人民卫生出版社,2021.

[3]李小寒,尚少梅.基础护理学[M].6版.北京:人民卫生出版社,2017.

[4]史瑞芬,刘义兰.护士人文修养[M].2版.北京:人民卫生出版社,2017.

[5]秦东华,张涌静,吴明.护理礼仪与人际沟通[M].2版.北京:人民卫生出版社,2019.

[6]何庆,黄煜.2020 AHA 心肺复苏指南解读(七)——成人基础和高级生命支持主要推荐意见总结[J].心血管病学进展,2021,42(3):285-289.

[7]李乐之,路潜.外科护理学[M].6版.北京:人民卫生出版社,2017.

[8]尤黎明,吴瑛.内科护理学[M].6版.北京:人民卫生出版社,2017.

[9]葛均波,徐永健,王辰.内科学[M].9版.北京:人民卫生出版社,2018.

[10]詹华奎.诊断学[M].10版.北京:中国中医药出版社,2016.

[11]贾建平,陈生弟.神经病学[M].8版.北京:人民卫生出版社,2018.

[12]顾梦倩,赵燕燕,陈圣枝,等.2019年版国际《压力性损伤的预防与治疗:临床实践指南》解读[J].河北医科大学学报,2021,42(5):497-500.

[13]徐桂华.中医护理学基础[M].北京:中国中医药出版社,2016.

[14]钟赣生.中药学[M].10版.北京:中国中医出版社,2016.

[15]郭桂明.中药煎煮用药咨询标准化手册[M].北京:人民卫生出版社,2017.

[16]李冀,连建伟.方剂学[M].10版.北京:中国中医出版社,2016.

[17]燕铁斌,尹安春.康复护理学[M].4版.北京:人民卫生出版社,2017.

[18]谌永毅,刘翔宇.安宁疗护专科护理[M].北京:人民卫生出版社,2020.

同步练习参考答案

第一章

第一节

1. 单选题：（1）A　（2）B

2. 判断题：（1）√　（2）√　（3）√

3. 思考题：法律法规在社会经济、政治思想、文化生活等领域具有指引、评价、教育、预测与强制等方面的作用,学法、知法、守法是每个公民的权利与义务,养老护理员除了要了解一些基本的法律知识之外,更要认真学习与领会与自己工作相关的法律法规,最大限度地维护老年人和自身的合法权益,有效地规避工作中的法律风险。

第二节

1. 单选题：C

2. 判断题：×

3. 思考题：通过学习及明确护理员岗位职责,最大限度地实现护理员照护工作规范、流程明确、有章可循,从而提高护理员的职业技能和照护能力,提升照护效率和工作质量,减少不良事件的发生,使患者安全、舒适、满意。

第三节

1. 单选题：（1）A　（2）B

2. 判断题：（1）√　（2）√　（3）×

3. 思考题：通过了解和学习沟通技巧,运用到照护患者的过程中,与患者建立信任关系,取得患者的配合,使患者心情舒畅,心情愉悦,有利于疾病康复。

第四节

1. 单选题：（1）B　（2）A

2. 判断题：（1）√　（2）√

3. 思考题：护理员的职业素养包括思想品德素质、文化素质、技能素质、心理素质、身体素质等。

第二章

第一节

1. 单选题：（1）B　（2）A　（3）A　（4）C　（5）C

2. 判断题：(1)√ (2)√ (3)√ (4)√ (5)× (6)√

3. 思考题：

(1)多重耐药菌引起的感染复杂、难治,常延长患者的住院时间、增加住院费用、增加发病率、增加病死率。防护措施不当也会成为传播源,引起医院感染暴发。

(2)传播途径有多种形式,其中接触传播是多重耐药菌医院内传播的最重要途径。①手是多重耐药菌的常见传播方式,接触患者污染的衣物、皮肤以及污染的床档、门把手、患者医疗用品如体温计等,通过接触污染环境表面和未适当消毒的医疗护理设备,导致间接传播。②咳嗽能使口咽部及呼吸道的多重耐药菌通过飞沫传播。空调出风口被多重耐药菌污染时可发生空气传播。

第二节

1. 单选题：(1)D (2)A (3)C (4)B (5)D

2. 判断题：(1)× (2)× (3)√ (4)√ (5)× (6)×

第三节

1. 单选题：(1)C (2)D (3)D (4)C (5)A

2. 判断题：(1)√ (2)× (3)×

第三章

第一节

1. 单选题：(1)D (2)C

2. 判断题：(1)× (2)×

3. 思考题：

(1)生理学因素：如年龄、性别、种族等;疾病因素：如眼病、骨关节病等;药物因素：如镇静剂、利尿剂、散瞳剂等;医院患者因素：既往有跌倒史。

(2)起床时,做到3个"半分钟",即睡觉醒来后不要马上起床,先在床上躺半分钟,起身后在床上坐半分钟,然后移动至床沿,双腿下垂,在床沿上坐半分钟,最后下床站稳后才开始行走;选择合适的衣服;不走在湿滑的地面上;必要时使用辅助器。

第二节

1. 单选题：(1)B (2)C (3)B   (4)A

2. 判断题：(1)× (2)× (3)√

3. 思考题：

(1)患者有心脏病、脑血管疾病;发生意外事件,如电击、严重创伤、窒息、溺水等,以及电解质紊乱,严重酸中毒或药物中毒时,容易发生心搏骤停。其中,以心脏病发生的概率最大。

(2)通过有效的培训,能够把握"黄金四分钟"的最佳救治时机,为患者争取最宝贵的抢救时间。

(3)通过规范培训,反复训练,掌握胸外心脏心脏按压的关键技术环节,从而可以为患者提供高质量的心肺复苏。

第三节

1.单选题:(1)B　(2)C　　(3)C　(4)A　(5)C

2.判断题:(1)×　(2)√　(3)√

3.思考题:如遇火灾发生,应立即呼叫值班医生或护士,关闭电源,拨打院内消防电话119,使用消防器材帮助灭火,走安全通道,协助医务人员安全转移患者。

第四章

第一节

1.单选题:(1)B　(2)B　(3)C　(4)A　(5)D　(6)D

2.判断题:(1)√　(2)√　(3)×　(4)√

第二节

1.单选题:C

2.判断题:(1)√　(2)√

第三节

1.单选题:(1)B　(2)C　(3)D　(4)C　(5)D　(6)C

2.判断题:(1)√　(2)√　(3)√　(4)√

第四节

1.单选题:(1)B　(2)A

2.判断题:(1)√　(2)×

3.思考题:关注患者的情绪变化,做好患者的思想工作,缓解手术前紧张、焦虑、恐惧等不良情绪影响,多安慰患者,使其情绪稳定、消除顾虑、心情舒畅,以促进入睡。

第五章

第一节

多选题:(1)ACD　(2)BCD

第三节

1.单选题:(1)A　(2)D

2.判断题:(1)√　(2)√　(3)√

第四节

1.单选题：(1)A　(2)C

2.判断题：(1)×　(2)√

第五节

1.单选题：(1)A　(2)C

2.判断题：(1)√　(2)√

第六节

1.单选题：(1)D　(2)B

2.判断题：(1)√　(2)√

第七节

1.单选题：(1)A　(2)B

2.判断题：(1)×　(2)√　(3)√

第六章

第一节

1.单选题：(1)D　(2)B　(3)C

2.判断题：(1)√　(2)×　(3)×　(4)√　(5)√　(6)√　(7)×　(8)√

第二节

1.单选题：(1)D　(2)B

2.判断题：(1)×　(2)√　(3)√　(4)√　(5)×

第四节

单选题：(1)B　(2)B　(2)D

第五节

1.单选题：(1)D　(2)D　(3)B　(4)D

2.判断题：(1)√　(2)×

第七章

第一节

1.单选题：(1)A　(2)B

2.判断题：(1)√　(2)×

第二节

判断题：(1)×　(2)×

第三节

1.单选题：(1)C　(2)A　(3)D　(4)A

2.多选题：(1)BCD　(2)ABCDE

3.判断题：(1)√　(2)×

第八章

第一节

判断题:(1)√　(2)√　(3)√

第二节

多选题:(1)ABCD　(2)ABCD　(3)ABCD

第三节

多选题:(1)ABCD　(2)ABCD　(3)ABCD

第四节

选择题:(1)D　(2)ABCD　(3)ABCD